AF300067

LA

MÉDITERRANÉE

AU POINT DE VUE HYGIÉNIQUE

ACTION PHYSIOLOGIQUE DES BAINS DE MER

PAR

Le Dr Louis AMAT

Médecin-Major,
Lauréat de l'Institut (Académie des Sciences, (1881) et de l'Académie
de Médecine

ALGER
IMPRIMERIE DE L'ASSOCIATION OUVRIÈRE, P. FONTANA ET Cⁱᵉ

1883

OUVRAGES DU Dr Louis AMAT

Essai sur les maladies du cœur. — *De l'insuffisance tricuspide.* — Paris, 1874. Parent, éditeur.

Calcul mental et conformation crânienne, in *Revue scientifique.* — 1880, Paris. Germer Baillière.

Sur l'électricité atmosphérique du Sahara. — Comptes-rendus de l'Académie des Sciences. — 1880, Paris. Gauthier Villars.

Mémoire sur l'*Irrigation stomacale* et son emploi thérapeuthique dans les empoisonnements. In *Recueil de Mémoires de Médecine et de Chirurgie militaires.* — Paris. Victor Rozier, éditeur, 1881.

Etudes statistiques et médicales sur la ville de Cette. — (Médaille d'argent de l'Académie de médecine et Mention honorable de l'Institut. — Prix Montyon).

Rapport au Conseil de santé des armées, sur l'*Emploi des bains de mer* par les militaires envoyés à Cette en 1877 et 1878. (Inscription au *Journal militaire officiel* en témoignage de satisfaction de M. le Ministre de la guerre).

Contribution à l'étude de la vaccine (Honoré, en 1878, d'une médaille d'argent de l'Académie de Médecine).

Etude statistique comparée sur la *Mortalité des Enfants* à Cette (Médaille d'argent de l'Académie de médecine, 1879).

INTRODUCTION

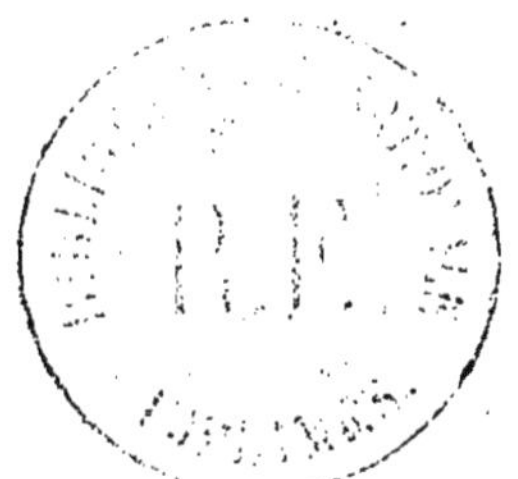

Platon, considérant la Méditerranée comme un immense bassin autour duquel les populations se sont assises à l'instar des grenouilles au bord d'un étang, exprimait par une comparaison aussi piquante dans la forme qu'exacte au fond, le besoin instinctif qui pousse les hommes à fixer leurs demeures au voisinages des masses d'eau.

Chez les premiers peuples riverains de la mer, des lacs ou des rivières, l'immersion du corps dans l'eau fut, sans contredit, l'une des principales nécessités de l'existence ; et les religions antiques ont fait du bain général ou partiel un devoir et un commandement sacré dont la forme se retrouve encore, bien que diversement travestie, dans quelques rites suivis de nos jours.

L'eau lustrale du Gange, les ondes du Styx, les eaux du Jourdain ont la même signification primitive que les aspersions bénites du catholicisme. Les musulmans, chez lesquels ces pratiques issues de la législation de Moïse, paraissent s'être conservées dans toute leur intégrité, sont tenus par le Coran à faire des ablutions journalières, et le fidèle croyant remplace scrupuleusement, par une poignée de sable, l'élément liquide dont il est si souvent dépourvu dans ses longues pérégrinations au travers du désert.

L'emploi du bain de mer en tant que modificateur hygiénique se retrouve donc en germe dans l'antiquité la plus reculée comme certains autres usages nés du plus puissant de nos instincts, celui de la conservation.

Son application médicale fut utilisée plus tard sous les civilisations grecque et romaine. Hippocrate, puis Galien, ainsi que Pline, — l'encyclopédie vivante de son temps, — attribuent à l'eau de mer de nombreuses vertus médicales. On connaissaît même, dit-on, de ce temps-là, l'art d'en fabriquer d'artificielle.

Pendant la sombre nuit du moyen-âge, dans ces siècles d'ignorance et de superstition où l'on dédaignait la propreté et la santé du corps pour ne songer qu'à celle de l'âme, l'usage des bains tomba en désuétude, et les propriétés thérapeutiques de l'eau de mer furent complétement méconnues.

C'est un médecin anglais du XVII° siècle, R. Russel, qui fit connaître le premier en Europe l'eau de mer comme moyen thérapeutique.

Au fur et à mesure que nos connaissances se sont étendues, la notion des propriétés curatives des eaux salines a déserté le grossier empirisme qui marque l'enfance de l'art, et la science vient tous les jours éclairer de son flambeau un usage qui constitue l'une des plus précieuses ressources de la médecine moderne. On peut considérer Bordeu comme le véritable créateur de l'hydrologie scientifique en France.

Autrefois, tout aussi bien que nos jours, en dehors de la voie rationnelle, l'homme sans cesse en quête d'un remède à sa souffrance, est arrivé plus d'une fois à soulager ses maux sans qu'aucune combinaison logique aît précédé sa détermination.

C'est ainsi que la médecine a procédé pendant longtemps ; ses premiers essais ont été des tâtonnements. Les résultats, ainsi obtenus souvent au hasard, sont devenus des faits acquis semblables aux matériaux accumulés pêle-mêle par le maçon et dont l'intelligence de l'architecte se servira plus tard pour édifier le monument de la science.

A cette première période en a succédé une seconde, plus méthodique basée sur l'observation et l'expérience. C'est celle qui a donné naissance à la médecine hippocratique et à laquelle nous devons jusqu'à présent les plus grands modèles de la clinique. Quand on parcourt les travaux des médecins passés, notamment ceux du XVII° et du XVIII° siècle, on est frappé du véritable génie d'observation qu'anatomistes et cliniciens ont déployé soit pour décrire et analyser les organes du corps, soit pour tracer la marche et le traitement des maladies accessibles à leurs moyens d'investigation. Mais ces moyens nous semblent bien bornés comparativement à ceux dont nous disposons de nos jours, et c'est là ce qui rend les œuvres de nos devanciers encore plus dignes de notre admiration.

« *Ars tota in observationobus* », telle a été pendant longtemps et telle est encore le plus souvent aujourd'hui la maxime de la médecine pratique,

Cependant l'art médical ne prétend pas s'arrêter à ce degré. Nous ne voulons plus être des spectateurs inertes ; l'observation s'est faite active et conquérante comme la science, elle s'aide de l'expérimentation. Ces trois phases évolutives de la médecine ont été décrites avec une grande clarté par Cl. Bernard à l'ouverture de son cours de 1869-70, au Collége de France. « La marche de l'esprit humain est toujours la même dans toutes les sciences ; c'est d'abord une période obscure, empirique, dans laquelle on agit en quelque sorte instinctivement ou par intuition ; ensuite une seconde période, dans laquelle on observe de plus près, afin de saisir la loi des rapports naturels des phénomènes dont on veut prévoir la marche ; enfin, une troisième période, dans laquelle on découvre par l'analyse expérimentale les causes des phénomènes en déterminant exactement les conditions dans lesquelles ils s'accomplissent et dans lesquelles il faut se placer pour agir sur eux. C'est alors seulement que la science est complète, car la théorie peut devenir réellement le flambeau directeur de la pratique. »

Une science dont l'avènement est une des gloires de notre siècle et pour la fondation de laquelle la France peut revendiquer une large part d'influence avec les Lavoisier, les Laplace, Bichat, Magendie et surtout Cl. Bernard, la physiologie nous permet d'étudier sur l'homme sain l'action des modificateurs biologiques, et cette connaissance nous fournit de précieuses indications dont la thérapeutique profite tous les jours.

Faut-il en conclure que le rôle du médecin ne consiste plus désormais qu'à faire de la physiologie appliquée, et que la thérapeutique ne soit en somme que le corollaire de la physiologie ? Nous sommes loin de le prétendre et une semblable médecine nous semblerait bien pauvre et bien stérile. Mais les progrès réalisés par la physiologie nous donnent le droit d'espérer qu'un jour viendra où l'empirisme, encore si nécessaire aujourd'hui, cédera le pas à une méthode plus rationnelle. « Je pense, disait Cullen dès 1795, que dans toutes les sciences où l'on acquiert journellement de nouveaux faits, d'où résultent de nouvelles réflexions propres à rectifier les principes qui étaient adoptés avant, il est nécessaire de réformer et de renouveler de temps en temps la doctrine entière afin d'y joindre toutes les additions et les corrections qu'on y a faites et dont elle est devenue susceptible. » Nous sommes de ceux qui croient qu'en médecine comme en toute autre science, il faut tenir compte des faits et des problèmes nouveaux, sous peine de tomber sous le coup de l'adage « qui stat retrostat. »

On ne transgresse jamais impunément les lois de l'hygiène,

et les infractions habituelles finissent à la longue par développer des maladies chroniques. Aussi les conditions hygiéniques
qui servaient à entretenir la vie et la santé sont des ressources
plus précieuses dans le traitement des maladies chroniques
que les agents si variés de la matière médicale.

La connaissance des propriétés physiologiques, ou mieux encore, hygiéniques des bains de mer, connaissance à laquelle
ont tant contribué les progrès des sciences expérimentales,
peut donc éclairer d'une grande lumière leur emploi thérapeutique ; mais il ne faut pas oublier que, malgré les liens qui
unissent les diverses parties de la science médicale, notamm-
ment la physiologie à la pathologie et à la thérapeutique, l'art
du médecin n'est pas encore, dans la pratique, la vraie médecine expérimentale. Nous vivrons longtemps des acquisitions
du passé et la clinique sera encore la base essentielle et la maî-
tresse du terrain médical. Cl. Bernard a encore tracé les rapports de la médecine et de la physiologie en des termes qu'on
ne saurait trop méditer.

« L'objet des études du médecin est le malade, et c'est la
clinique qui lui en donne la connaissance. La physiologie
n'intervient ensuite que comme science explicative qui nous
fait comprendre ce que nous avons observé ; car la science
n'est en réalité que l'explication des phénomènes. Mais dans
ces explications la médecine doit procéder graduellement et ne
jamais s'écarter de l'observation clinique rigoureuse, sans cela
elle fait fausse route. » - Et d'autre part il ajoute : « Ceux qui
veulent aujourd'hui tout expliquer en médecine par la physiologie, prouvent qu'ils ne connaissent pas la physiologie, et
qu'ils la croient plus avancée qu'elle n'est. Ceux qui repoussent systématiquement les explications physiologiques en médecine prouvent qu'ils ne connaissent pas le développement
de la médecine scientifique et qu'ils se trompent sur son ave-
nir. »

Durant les cinq années qu'il nous a été donné de passer sur
les côtes Nord et Sud de la Méditerranée, dans les ports de
Cette, d'Alger et des environs, les effets de la médication marine sur certains états constitutionnels et certaines maladies
chroniques ont frappé notre attention.

Ces résultats sont loin d'être méconnus en France, bien qu'ils
aient été appréciés depuis plus longtemps en Italie, et pour
les mers du Nord en Angleterre, en Allemagne et en Hollande.
C'est par bandes que les malades de toute condition descendent chaque année des montagnes et des Plateaux du centre
et du Midi de la France vers les plages de la Provence, du
Languedoc. La plage de Cette a joui, pendant longtemps, à cet

égard, d'une sorte de monopole. C'est dans les environs que les médecins qui professaient, à Montpellier, au commencement de ce siècle, ont commencé à appliquer l'eau de la mer au traitement des affections scrofuleuses. Après les essais de Baumès et de Chrestien, Delpech en 1813 et 1814 renouvela leurs expériences : il met les malades dans un appareil flottant qui ne lui donne pas de très-bons résultats. Forcé de revenir à l'usage du bain simple, il parvient bientôt à faire installer sur la plage quelques cabanes fort modestes, puis un établissement de bains à peine digne de ce nom, et qui fut l'humble précurseur d'autres établissements similaires fondés dans notre pays. Depuis cette époque, la plage de Cette est le rendez-vous de nombreux baigneurs, dont le chiffre moyen s'élève annuellement de trois à quatre mille.

A quoi attribuera-t-on cette véritable migration de malades qui, depuis le commencement du siècle, vont demander chaque année à la mer et à son atmosphère le rétablissement d'une santé endommagée ? Ce n'est certes pas tant l'amour du bien-être et du confort, si rare parfois pendant la saison d'été sur les principales plages de la Méditerranée, ni l'envie du voyage ou du déplacement, qui charment tous les hommes. C'est plutôt l'efficacité réelle des bains de mer pour la guérison d'une foule d'états morbides, et leur action hygiénique et thérapeutique de mieux en mieux expérimentée et reconnue qui sont l'objet d'une telle vogue.

Nous allons rechercher, dans une étude aussi complète que possible, des éléments qui composent cette médication, quelle est la part d'action qui revient à chacun d'eux ; puis nous essayerons de faire ressortir le rapport qui existe entre les données de la physiologie et l'emploi hygiénique et thérapeutique des bains de mer.

LA MÉDITERRANÉE

AU

POINT DE VUE HYGIÉNIQUE

PROPRIÉTÉS PHYSICO-CHIMIQUES DE L'AIR ET DE L'EAU DE MER

Si l'on veut avoir une notion complète et exacte des modifi-cations physiologiques qu'éprouvent, soit dans leurs fonctions soit dans leur constitution intime, les organes des individus qui viennent passer une ou plusieurs saisons aux bains de mer, il faut tenir compte des éléments divers que renferme ce nouveau milieu, ainsi que de leurs propriétés physiques et chimiques toutes particulières. Envisageons à ce titre l'air et l'eau de la mer.

On ne doit pas s'attendre à en trouver ici une étude appro-fondie ; les récentes découvertes de la physique moderne nous entraîneraient hors de notre sujet : nous ne devons si-gnaler que les points les plus intéressants pour le praticien et le baigneur.

De l'air marin. — Propriétés physiques

Depuis longtemps Hippocrate a vanté l'air vierge des mon-tagnes et l'air pur des côtes. Les deux atmosphères sont, en effet, remarquables par leur pureté, mais elles diffèrent sensi-blement par leurs qualités physiques,

Densité. — On sait que l'enveloppe aérienne de notre planète est une couche gazeuse d'une épaisseur plus ou moins bien limitée, mais dont le poids à la surface de la mer et à la température de zéro équivaut à une colonne de mercure de 0^m76 de hauteur, et qu'un homme de taille moyenne supporte au bord de la mer une pression de 26,000 kilogrammes sur la surface de son corps. Ce poids diminue avec l'altitude et augmente quand on descend des montagnes vers les plaines et des plaines élevées vers la mer. Il en résulte que l'air maritime est, d'après la loi bien connue de Mariotte, plus dense que l'air des continents exhaussés, et qu'il contient sous le même volume, une proportion plus considérable de principes chimiques, ou plus exactement qu'il a une tension plus forte de chacun des gaz qui le composent, tension correspondant à une augmentation de la quantité d'oxygène du sang, comme on le verra plus loin.

En outre de sa densité, il a des qualités météorologiques importantes : l'uniformité relative de la température, des écarts moins brusques entre les maxima et les minima thermiques, ses mouvements périodiques plus ou moins réguliers, son état électrique et lumineux offrent des particularités dignes d'être étudiées.

Température. — Grâce à leur situation géographique réciproque, bien que situées à peu près sous le même méridien, mais séparées par un arc de près de 7 degrés de latitude, les deux stations de Cette et d'Alger présentent chacune pour la même saison des températures distinctes. Ne nous occupons d'abord que de la saison d'été, la plus favorable pour prendre les bains de mer.

Pour la ville de Cette, le dépouillement des observations météorologiques relevées depuis une vingtaine d'années sous la direction de M. Doumet Adanson, à l'observatoire de son splendide musée, et mises fort gracieusement à notre disposition, n'a pas offert de grandes variations dans la température de l'été.

La moyenne des trois mois de juin, juillet et août est de $22°92$ centigrades, près de $23°$ en chiffres ronds. Celle de chacune des quatre mois d'été est :

Juin............... 21.98
Juillet............ 23.96 } Moyenne estivale : $22°92$
Août.............. 22 84
Septembre......... 19.34

A Alger, d'après le docteur Mitchell (1), la température moyenne des trois mois d'été est de 26°22, et celle de chacune de ces trois mois isolément, plus le mois de septembre est :

Juin............ 23.96 ⎫
Juillet.......... 26.89 ⎬ Moyenne estivale : 26°22
Août............ 27.81 ⎭
Septembre 26.89

A Alger, c'est le mois d'août qui est le plus chaud, et, à Cette, c'est le mois de juillet.

Si l'on considère les températures maxima et minima moyennes de chaque mois avec leurs écarts, on trouve les chiffres suivants :

		Maximum moyen	Minimum moyen	Ecart
CETTE........	Juin.................	28.91	15.20	13.71
7 ans	Juillet..............	30.78	17.12	13.66
(1860-1867)	Août..............	28.85	16.81	12.04
—	Septembre.........	24.05	14.16	9.89
ALGER........	Juin.................	28.5	22.4	6
—	Juillet..............	30.9	24.7	6.2
—	Août..............	31.1	26.1	5
—	Septembre.........	30.8	23.3	7.5

Le rapprochement serait plus rigoureux si les degrés du thermomètre étaient pris dans les deux stations au même moment, et pour les mêmes années ; mais les chiffres ci-dessus ne sont que des moyennes qui résument en une formule générale et suffisamment exacte l'état habituel de la température de l'été dans les deux localités.

Voici les résultats de cette comparaison :

1° La température moyenne de l'été est plus élevée de trois degrés à Alger qu'à Cette ;

2° Les maxima moyens mensuels sont à peu près les mêmes en juin et juillet, tandis que dans les deux mois suivant l'été se manifeste encore à Alger par des chaleurs plus intenses. Le mois de juin est le seul où la température moyenne soit plus chaude à Cette qu'à Alger ; en juillet, elle s'égalise, mais en août et septembre, celle d'Alger dépasse celle de Cette.

3° Le mois le plus chaud est le mois de juillet à Cette, tandis qu'à Alger c'est le mois d'août ;

4° La moyenne des températures minima de la nuit ou du matin est notablement plus basse à Cette qu'à Alger ;

---

(1) MITCHELL. *On the climat of Alger*, 1857, p. 36.

5° Les écarts entre ces températures extrêmes sont plus considérables à Cette qu'à Alger, d'où il résulte que la température de l'été sur les côtes de France est plus variable et moins uniforme que sur la côte d'Alger sous le même méridien.

Bien qu'on observe une température chaude pendant les mois de juin, juillet et août à Cette, on note assez rarement des degrés extrêmes de 35 et 37°.

Cette dernière température est accompagnée d'un vent du sud, sud-ouest, et quelquefois du nord-ouest chaud.

Par les vents du sud, la chaleur coïncide ordinairement avec une proportion assez forte d'humidité, une diminution de la pression barométrique et une augmentation dans la tension des deux fluides électriques terrestre et atmosphérique qui affecte péniblement l'organisme.

A ce moment, le temps paraît lourd, la mer est soulevée par la houle ; à la sortie du bain, la peau ne se sèche pas, et un enduit gras et glutineux, dû à l'imbibition de l'épiderme, semble adhérer à sa surface. Mais cet état de l'atmosphère n'est jamais de longue durée, une pluie abondante tombant quelquefois en averse torrentielle, suffit pour faire tourner le vent au nord et rendre le temps calme et le ciel serein. D'autres fois, cet état de l'atmosphère dure pendant plusieurs jours.

Vents. — Les mouvements de l'atmosphère se traduisent sur les côtes par les brises de terre et de mer. Ces vents périodiques quotidiens, d'autant plus réguliers que les hautes couches atmosphériques sont mieux équilibrées, reviennent à heure fixe et sont le plus agréable tempérant des chaleurs dans les zones chaudes maritimes.

Comme sur la plupart des côtes, la brise de mer souffle à Alger et Cette ordinairement entre 9 et 10 heures du matin ; elle fraîchit en même temps que le soleil approche du méridien ; elle atteint sa plus grande force entre midi et deux heures du soir, et diminue alors graduellement de force jusqu'au coucher du soleil, pour cesser à la nuit, puis elle fait place à la brise de terre, qui se dirige vers le large jusqu'au lever du soleil. Dès ce moment jusqu'à 9 heures du matin, l'atmosphère est calme, et, en l'absence de tout vent autre que la brise, les couches aériennes sont dans un état de calme presque parfait. Pendant la première moitié de la nuit, vers 9 ou 10 heures du soir, il existe un moment où la brise se fait à peine sentir.

Les brises de terre et de mer naissent et meurent auprès du rivage et disparaissent le plus souvent balayées par les vents généraux. Ces derniers sont de plus rangés aujourd'hui en météorologie parmi les facteurs principaux du climat.

La configuration des côtes du bassin occidental de la Méditerranée, les hautes terres qui le limitent de toutes parts, la différence de température des continents qui le bordent, au nord la glacière des Alpes, au sud la fournaise du Sahara produisent dans la direction des vents généraux, des variations très-sensibles surtout d'après les marins, quand on approche du détroit de Gibraltar.

D'après les bulletins du *Sémaphore*, de Cette, les vents de la demi-rose Nord, sont à ceux de la demi-rose Sud, comme 862|454 pour les 5 années 1873-1877.

Le Nord-Est a soufflé.............. 21 fois sur 100.
L'Est-Sud-Est...................... 19   —
Le Sud-Sud-Ouest.................. 15   —
L'Ouest-Nord-Ouest............... 45   —

A Alger, les vents des rhumbs septentrionaux sont à ceux du Midi, comme 957|507.

Le Nord-Nord-Est a soufflé....... 17 fois sur 100.
L'Est-Sud-Est..................... 22   —
Le Sud-Sud-Ouest. 12   —
L'Ouest-Nord-Ouest.............. 48   —

On voit que dans ces deux villes, les vents du N.-N.-O. sont deux, trois et même quatre fois plus fréquents que chacun des autres.

Mais les caractères de ces courants atmosphériques sont tout différents, grâce aux profondes modifications que leur imprime le passage de la Méditerranée.

A Cette, le vent du N.-O. ou Mistral, qui caractérise à lui seul le climat de la France méditerranéenne, fait baisser ordinairement le thermomètre et cela d'une manière plus constante en hiver qu'en été. Il n'est même pas rare de le voir pendant l'été, produire une ascension rapide de la température et la maintenir à un degré assez élevé. Voici les motifs de ce phénomène (1). Pendant l'hiver, les sommets des Cévennes, notablement refroidis ou couverts de neige, ne lancent vers les plaines basses de la côte, que des courants d'un air glacial, tandis que pendant l'été, ces mêmes crêtes et plateaux calcaires, arides, torréfiés par un soleil brûlant, échauffent et dessèchent les lames atmosphériques qui les rasent. Ces lames viennent fondre sur le rivage, en soulevant des tourbillons d'une poussière âcre et irritante et dont l'impression est aussi péni-

---

(1) Charles MARTINS.

ble à supporter, que celle des brûlantes bouffées du siroco algérien. C'est ainsi que dans la région méridionale des Hauts-Plateaux de l'Atlas, dans la province d'Alger, à Laghouat, Bou-Sâada, Djelfa et au-delà même, à Touggourth, le vent du N.-N.-O., généralement humide à la côte, devient d'une sécheresse extrême, après avoir balayé les crêtes de l'Atlas : c'est alors un véritable siroco du Nord.

D'après M. Pomard, vice-président de la Commission météorologique de Vaucluse, le Mistral se produit toutes les fois qu'un centre de dépression descend à travers le continent, par l'Espagne ou par l'Afrique, ou se forme sur place, à l'Est ou au Sud du méridien d'Avignon (1).

A Cette, le mistral, froid en hiver, mais souvent chaud et sec en été, fait remonter le point de saturation de l'atmosphère, dissipe les nuages, chasse les vagues au large, rend l'eau plus froide et la sortie du bain plus sensible par la rapide évaporation qui enlève à la peau mouillée une grande somme de calorique. Une évaporation aussi active de l'eau à la surface cutanée et le contact renouvelé des couches aériennes sèches et peu conductrices augmente encore le refroidissement.

Les vents qui soufflent de l'Est et du Nord-Est, en rasant la côte, appelés par les pêcheurs « veuts greer » (gregaous), sont moins secs et quelquefois pluvieux. Ils passent sur la ligne des Etangs depuis Aigues Mortes et emportent parfois avec eux les germes de la malaria. Les vents du Sud sont, comme nous l'avons déjà dit, lourds, chargés d'humidité et amènent une pluie presque tiède. Ils arrivent des chaudes régions africaines et sont les avant-coureurs de ces étouffantes colonnes de siroco qui, en passant sur la Méditerranée se sont tamisées de leurs poussières impalpables et ont pris en échange à la nappe liquide, une provision abondante de vapeur d'eau. Ces gros nuages ne se déversent que rarement sur les côtes de France : les populations maritimes du Languedoc les voient passer en longues files dans les régions médianes de l'atmosphère et se décharger de leur humide fardeau sur les points culminants des Cévennes, sur la ligne même de partage des eaux des deux versants européens. Les monts de Vallerangue et les sommets de l'Aigoual, ainsi que l'étymologie de ce dernier nous l'indique, sont notés sur la carte hyétologique de Delesse parmi les points les plus abondamment arrosés de France.

Sur le littoral algérien règnent aussi les vents d'Ouest et de Nord-Ouest, mais leur caractère est plus doux et moins âpre et moins agressif que celui du vent Languedocien.

---

(2) Congrès des Sociétés savantes des départements, à la Sorbonne. avril 1880 : communication à la section des Sciences.

Dans la rade d'Alger ces vents se déchaînent parfois en de véritables tempêtes ou bien vont expirer sur les crêtes méridionales de l'Atlas. Ils sont humides, c'est à leur règne constant qu'il faut rapporter les brises fraîches qui modèrent les chaleurs accablantes des jours d'été sur le littoral et qui produisent ces rosées nocturnes si abondantes dans les plaines du Tell.

Malgré ces vents qui arrivent de l'Océan et de la Méditerranée, d'où ils ont enlevé une grande quantité de vapeurs, l'atmosphère d'Alger n'est presque jamais saturée pendant l'été. Durant toute cette saison, le temps est chaud et sec plus encore que celui de Cette et s'il tombe une averse, l'eau s'évapore rapidement du sol qui une heure après n'en conserve plus de traces.

Les vents qui soufflent du N. et du N.-E. ne sont souvent sans doute que les restes du mistral du Languedoc et de la Provence. Quand ce dernier parvient à franchir la Méditerranée, il aborde les côtes septentrionnales d'Afrique dans une direction et avec des propriétés toutes différentes de celles qu'il possédait en France. En vertu de la loi de giration bien connue des navigateurs, il aborde le rivage d'Alger venant du N. et du N. E. et possède les qualités d'un vent marin.

Le sirocco que nous avons déjà signalé suit ordinairement les vallées orientées du N. au S. Il ne se fait pas sentir avec autant d'intensité à Alger que dans les villes voisines de Blidah, de Médéah qui commandent l'entrée et la sortie des gorges profondes de la Chiffa considérées sur le littoral comme le canal de prédilection de ce souffle accablant. Quelques hauteurs du Sahel et l'humidité de la rade elle-même semblent protéger de ses atteintes le port et les plages d'Alger.

L'*électricité* et la *lumière*, deux éléments qui contribuent à rendre l'air plus vivace, si l'on peut ainsi parler, doivent nous arrêter un instant

Les larges espaces des mers sont toujours plus ozonisées que les continents ; les surfaces à végétation luxuriante le sont plus que les villes et vallées sombres et encaissées, où les matières organiques en se comburant ont bientôt fait disparaître toute trace d'ozone.

L'amiral Fitz-Roy et tous les observateurs s'accordent à regarder cet agent d'oxydation comme plus abondant sur les bords de la mer qu'au large et dans l'intérieur des terres.

L'intensité de la lumière que le soleil déverse sur un point du globe, en un mot, la luminosité d'un climat, comme l'aspect éclatant du ciel qui exercent une influence si grande sur la végétation qui se fait ainsi sentir si nettement, d'après les dernières expériences de MM. Paul Bert et Bouchard (1), sur les organismes animaux inférieurs et (on peut aussi l'affirmer d'après les témoignages de l'histoire et de l'archéologie préhistorique) qui a si puissamment contribué à la disposition et aux manifestations psychiques de l'humanité entière, exerce une action non moins évidente sur la vie individuelle. Exposez avec précaution et presque nus sur la plage, les enfants malingres et chétifs, au grand air et à la grande lumière, ces plantes étiolées renaîtront et se fortifieront à vue d'œil.

Des expériences faites à Montpellier et dans les environs, par M. Crova, professeur à la Faculté des Sciences, sur les radiations caloriques et lumineuses, il résulte que dans cette ville, l'intensité de la radiation solaire à la surface du sol, se trouve à son maximum annuel, en mars ou en avril (2). La radiation diminue beaucoup en été. Quant à son maximum diurne, elle l'atteint un peu avant midi. Ces variations diurnes ne sont pas, d'après M. Crova, bien grandes sur les bords de la Méditerranée ; la transmissibilité des rayons solaires étant favorisée et rendue plus constante par leur passage au travers de la vapeur d'eau contenue dans l'air. Le climat maritime des environs de Cette rend les radiations solaires plus intenses et plus constantes (3).

La luminosité d'un climat, qu'en l'absence d'actinomètre, on peut apprécier approximativement par le nombre de jours sereins, a pour régulateurs principaux la transparence de l'atmosphère et la latitude qui donne l'inclinaison des rayons incidents. La luminosité va-t-elle en croissant du pôle à l'équateur, l'intensité lumineuse est-elle en raison directe de l'intensité calorifique du climat ? Certains physiciens prétendent que les deux intensités sont loin d'être proportionnelles et que plus on avance dans le Nord, plus la lumière remplace utilement la chaleur. Dans les régions boréales, l'intensité lumineuse doit compenser le défaut de rayons caloriques. Tout est loin d'être dit sur cette intéressante question et les travaux de MM. Crova et Violle, dignement récompensés au dernier Congrès scientifique de la Sorbonne, témoignent de l'importance accordée par les savants, à la poursuite de ces utiles problèmes.

Les radiations solaires se livrent un facile passage à travers les couches diaphanes de l'atmosphère méditerranéenne, et les

---

(1) Paul Bert. — Influence de la lumière sur les êtres vivants. — Soirées scientifiques de la Sorbonne. — *Revue scientifique*, 20 avril 1878.

Gariel. — Art. Radiation. *In Dict. encyclop. des sc. médicales.*

(2) Comptes rendus des Sociétés savantes des départements à la Sorbonne, 1880.

(3) Violle. — Actinométrie. — Rev. Sc., 15 mai 1880.

plages d'Alger comme celle de Cette, où, en outre, la nature toujours prodigue, semble avoir tamisé le sable sous les pas des baigneurs, ne le cèdent à aucune autre, sous le rapport de la lumière. Le soleil si vivifiant du Midi y resplendit de son plus grand éclat. Pendant de longs mois, pas le moindre voile ne vient couvrir la voûte céleste, dont l'aspect rappelle, sans cesse, ce ciel sans nuages, la vraie calamité du Sahara.

Pour résumer les lignes qui précèdent, nous dirons que si l'on rapproche le climat des deux localités que nous venons d'étudier, on trouve que celui de la côte africaine caractérisé déjà, selon Mac-Carthy, par une saison fraîche de novembre à avril (moyenne : + 14°5, maximum : + 21°, minimum + 8°), et une saison chaude de mai à octobre (moyenne : + 22°, maximum : + 30°, minimum : + 15°) subit à un degré très-prononcé l'influence du voisinage de la mer ; le climat de Cette, au contraire, semble plus indépendant de ce voisinage.

Du reste, comme l'ensemble de la vie naturelle de la région nous le donne à comprendre, le climat languedocien, plus exposé aux vents terrestres, est plus continental, moins maritime, et, par conséquent, moins égal dans ses éléments que le climat d'Alger. La différence thermique, qui existe entre les plaines basses et chaudes du littoral, et les cimes froides en hiver, arides en été des Cévennes donnent au climat de Cette et du Languedoc son cachet spécial. Au lieu des deux saisons de la zone chaude méditerranéenne, nous y retrouvons la trace des quatre saisons plus tranchées de la zone tempérée d'Europe.

Si l'on veut pousser plus loin les rapprochements, on peut dire que le Languedoc tend d'une manière générale à abandonner la mer, en se reliant à la terre.

Les apports incessants de ces cours d'eaux, surtout ceux des bouches « incorrigibles » du Rhône, et le souffle prédominant du mistral refoulent la mer au large.

Les ports eux-mêmes, naguère florissants, se retranchent derrière les barrières des cordons littoraux ; ce qui était autrefois plage est maintenant terre ferme ; ce qui était mer est aujourd'hui étang, marais ou plage, et les villes, selon l'expression de Michelet, ne veulent pas rester des ports de mer.

Sur les côtes d'Algérie, au contraire, tous les éléments naturels ; la profondeur du sol sous-marin, les courants pélasgiques, l'orientation générale des vents, des cours d'eau souvent rapides il est vrai, mais moins étendus, grâce à la direction des chaînes parallèles de l'Atlas, tout concourt à maintenir à la mer son empire, et à mettre, en quelque sorte, sous sa dépendance, le climat du littoral. Ainsi, dans la nature, les influences géologiques s'enchaînent avec les éléments de la météorologie. Voilà, selon nous, le secret de la meilleure adaptation du climat d'Alger comparativement au climat de l'ouest méditerranéen, dans les cas de certaines maladies chroniques avec prédominance marquée d'un état d'éréthisme organique.

Propriétés chimiques

Au point de vue de ses principes constituants, l'air pris au bord de la mer n'est pas plus l'air marin pur que l'air terrestre proprement dit.

C'est un mélange de deux atmosphères en des proportions qui varient avec les conditions météorologiques et topographiques, et sous l'influence des vents de terre et de mer.

La composition chimique de l'air libre est assez stable sur mer comme sur les continents, ou plutôt la proportion de ses principes fondamentaux, l'oxygène et l'azote, n'éprouve que des oscillations fort restreintes. Mais, si la chimie est restée jusqu'à ce jour impuissante à établir une distinction bien tranchée entre les deux atmosphères, nos organes, les sens du goût et de l'odorat en particulier, et l'action évidente que l'air marin exerce sur toutes les fonctions organiques sont des réactifs d'un autre genre qui accusent une certaine dissemblance si non dans leur constitution primordiale, tout au moins dans leurs parties accessoires et leurs propriétés secondaires.

L'air marin est effectivement salé et imprégné d'une quantité il est vrai, presque infinitésimale des principes minéralisateurs de la mer. Cette salinité de l'air augmente avec l'agitation des vagues.

Elle a pu être contestée d'après certains principes de physique, mais cette qualité que le sens du goût trahit d'une façon si évidente, nous paraît susceptible d'être expliquée par d'autres lois physiques plus précises et généralement reconnues aujourd'hui : Lorsque les vents soufflent du large, c'est-à-dire du Sud et du Sud-Est à Cette, et du Nord, Nord-Ouest et Nord-Est à Alger, l'agitation des vagues sur le rivage est très prononcée et à Cette notamment la pression barométrique diminue. Deux circonstances qui favorisent le phénomène de la pulvérisation de l'eau. L'eau de mer passe à l'état vésiculaire dit aussi urticulaire et se divise en une infinité de petits globules tenus en suspension dans l'air.

Mais, pour peu que ces globules aqueux viennent à s'évaporer, rien ne s'oppose à ce que les particules salines soient sublimées dans l'atmosphère. La vapeur qui résulte d'une évaporation lente, mais constante, peut aussi se laisser mouiller à la surface de l'eau et aspirer, en quelque sorte, des particules aqueuses et salées. S'il n'en était comme nous le venons de le dire, comment pourrait-on expliquer la saveur salée que la langue perçoit sur le rebord des lèvres, lorsqu'on passe quelques moments sur la plage à respirer l'atmosphère d'une mer agitée? Ce n'est pas seulement aux embruns des vagues que sont dues les efflorescences salines et cette poussière blanche cristalline qui se dépose sur les végétaux qui bordent le rivage.

Nous sommes persuadé que les vapeurs maritimes renferment, en tout temps, une quantité, minime il est vrai, mais réelle de sel marin, bien que cette substance soit transportée en proportion plus considérable quand de puissantes lames viennent déferler sur la grève, et se résolvent partiellement en vrais nuages d'eau de mer que les vents du large rejettent au loin sur la côte.

On a quelquefois remarqué l'action érosive exercée sur les murs de certains monuments par les vapeurs marines dans un rayon même très étendu, et cette action a été rapportée à la présence du sel marin. Ainsi les moellons qui bordent les allées basses de la promenade du Pérou, à Montpellier, présentent une usure plus profonde que ceux des allées tournées vers le Nord.

L'air qui repose sur la mer présente jusqu'à une hauteur considérable des traces de sel. En Amérique, sur les côtes du Pérou, à 600 mètres d'élévation au-dessus du niveau de la mer, M. Bollaërt a constaté que des pièces de toile rincées à l'eau distillée, puis desséchées, se couvraient en quelques jours d'une couche de sel. En chimie, le chlorure de sodium est un sel neutre, mais c'est aussi un principe toxique à petites doses pour les animaux inférieurs, et à haute dose pour les animaux supérieurs, puisqu'à l'école d'Alfort un kilogramme de cette substance a suffi pour tuer un cheval ; au surplus, il peut, si son action est prolongée, devenir tout aussi délétère pour les organes chlorophylliens des végétaux autres que ceux des salsolées, des salicifères et des chénopodées et autres familles végétales qui ne croissent que sur le littoral ou sur les terrains formés en grande partie de sel gemme.

On remarque, en maints endroits du rivage de Cette, que les branches de certains arbres verts, à feuillage permanent, tels que le pin d'Alep, sont généralement atrophiés du côté tourné vers la mer et en pleine exubérance vers la terre. Un

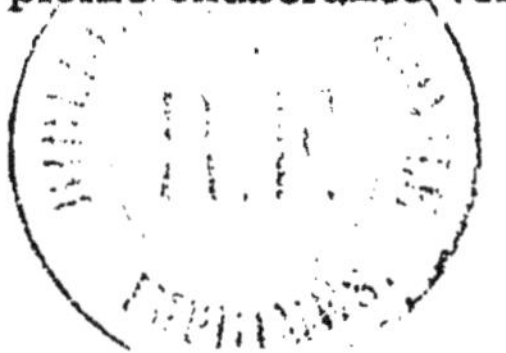

abri qui leur sert d'écran contre l'arrivée des vapeurs marines, tel qu'une maison, une haie de végétaux plus robustes, suffit à leur laisser toute leur vigueur.

Sur le Sahel du Tombeau de la Chrétienne entre Alger et Cherchell, à une altitude d'environ 200 mètres, nous avons observé une action analogue produite sur les chênes, les génevriers et les pins, par les vents du N.-O. qui soufflent dans ces parages déserts avec une impétuosité qui ne reconnaît pas d'obstacles.

Pareil phénomène a été observé par M. Marié Davy, au Nord des Iles Baléares, et rapporté par ce météorologiste à la force d'impulsion des vents du Nord.

Mais, les végétaux que nous avons observés, semblaient émondés du côté de la mer et leur feuillage penché et contourné vers le sud, bien que leur tronc ait conservé une direction verticale, ce qui éloignerait l'hypothèse d'une influence par impulsion produite par le vent. D'autre part, un savant naturaliste de Cette, M. Doumet Adanson, président de la Société d'Histoire naturelle de l'Hérault, a remarqué des faits identiques sur d'autres points du bassin de la Méditerranée, notamment en Tunisie, sur la côte de la Goulette, où les vents marins soufflent de l'Est et il s'est demandé si l'on ne doit pas rapporter ces effets à l'action corrossive de l'air marin. Cette explication nous paraît la plus plausible.

Au bord de la mer, l'odorat est souvent affecté par une forte odeur bromo-iodurée. On peut attribuer ces émanations à l'agitation des matières organiques végétales repoussées sur le rivage, car l'eau de mer, nous le verrons plus bas, ne renferme que des traces de corps halogènes, tandis que les plantes marines les condensent et en deviennent le réceptacle.

M. Chatin, qui a constaté la présence de l'iode à l'état libre dans l'atmosphère, l'a trouvé prédominant dans l'air des côtes.

Il ne faudrait pas exagérer l'importance des principes minéraux que nous venons de signaler.

Si l'air marin exerce une influence salutaire sur les fonctions respiratoires et hémato-poiétiques de certains individus, ce n'est pas seulement par ses qualités chimiques, mais c'est aussi par sa pureté extrême qu'il agit. Il reste toujours dégagé de ces émanations miasmatiques qui rendent si souvent insalubre l'air confiné des villes ou de l'intérieur des terres.

Telles sont les principales propriétés de l'air marin. Dans leur ensemble, elles contribuent avec sa pureté à lui donner ce degré de vivacité, si efficace pour relever les fonctions alanguies.

Eau de mer. — Propriétés physiques.

Confluent des nombreux cours d'eau qui sillonnent les continents (1), et appelée à ce titre par Aristote « la sueur de l'écorce terrestre », la mer est encore le réservoir de la masse de vapeurs suspendues dans l'atmosphère. Elle a été considérée comme une nourriciére inépuisable des peuples (alma aqua) de même que toutes les cosmogonies ont fait de la terre la fille de l'Océan.

Mais comme tous les phénomènes de la nature ont leur contingence réciproque, la mer, malgré son unité originelle, se présente sous divers aspects selon les lieux où on la considère. Les abîmes de l'Océan avec leurs courants froids et chauds qui, du pôle à l'équateur, les traversent comme autant d'artères et de veines et leur donnent un véritable système circulatoire, ne sont nullement comparables aux profondeurs moindres de la Méditerranée que l'on ne prend souvent avec raison que pour un vaste lac salé. Mais si cette mer intérieure n'offre pas dans ses allures la grandeur et la majesté de l'Océan, si les oscillations du flux et du reflux n'y atteignent pas des hauteurs égales à celle du phénomène si important des marées des côtes de la Manche, elle n'en a pas moins ses caprices terribles pour le navigateur et souvent pour le baigneur imprudent, et manifeste à sa façon une vie qui lui est propre.

Dans l'énumération qui va suivre des propriétés physiques de l'eau de mer, nous envisagerons plus spécialement les eaux de la Méditerranée. Cela n'empêche pas que l'ensemble de la description peut aussi se rapporter à l'Océan et que bon nombre de traits communs aux deux mers peuvent être vérifiés, dans l'une aussi bien que dans l'autre, ce qui ne nuit en rien à la spécialité de cette étude.

Couleur. Transparence. — Vue en mince couche, l'eau de la mer est incolore et transparente, elle est d'un bleu plus ou moins sombre quand on la regarde en masse et au large; mais vue au loin et de la côte, à la coloration bleue s'ajoute en se mélangeant une légère teinte verte. Au reste cette couleur dépend surtout de l'atmosphère. Le ciel bleu foncé du Midi donne une couleur bleu d'azur à la Méditerranée, tandis que les brumes du Nord et du Nord-Ouest impriment à l'Océan une

---

(1) Tous les fleuves vont à la mer, et la mer n'en est point remplie ; les fleuves retournent aux lieux où ils étaient partis pour revenir dans la mer. (Ecclésiaste. I. 7.)

teinte plus verdâtre, plus prononcée surtout au Nord, sur les côtes de la Verte Erin et du Groënland.

Pour la transparence elle n'est pas toujours égale, au même endroit à tous les moments de la journée et par tous les vents. Le baigneur n'aperçoit le sol sous-marin qu'à une faible profondeur, la hauteur du soleil sur l'horizon, l'état plus ou moins agité des couches liquides et les courants partiels et superposés souvent en sens contraire rendant l'eau plus ou moins diaphane. C'est dans la première moitié du jour, lorsque le soleil tombe de plus en plus perpendiculairement sur le demi-cercle de l'horizon maritime que l'eau présente sur le rivage de Cette sa plus grande limpidité. Le baigneur peut s'avancer vers le large, soit en nageant, soit sur une barque sans perdre de vue le riche tapis de sable blanc, de coquilles brillantes, de poissons et de végétaux aux couleurs variées, qui s'étale à ses yeux au fond de l'eau. Mais dans l'après-midi quand l'ombre projetée par le soleil devient parallèle à la flèche de la plage, ou que l'astre se retire vers l'occident terrestre, le nageur n'aperçoit ordinairement plus de fond dès qu'il a perdu pied.

La plus petite agitation des vagues leur fait perdre une grande partie de leur transparence. Quelques observateurs ont prétendu que lorsqu'on observe la mer de très haut perpendiculairement dans son épaisseur, comme du haut d'un ballon, on peut distinguer avec beaucoup de netteté la forme des reliefs sous-marins à une grande profondeur.

Dans l'avant-port presque fermé d'Alger, à la base du quai où sont établies les cabines des bains militaires, le seuil, situé à une profondeur de 4 à 5 mètres, ne devient guère visible que par un temps calme ou un léger souffle de l'Est, et les meilleures vues y distinguent à peine une assiette de porcelaine blanche jetée au fond de l'eau.

Les diverses colorations de la haute mer ont été très bien étudiées par le professeur Tyndall; voici les raisons physiques qu'il a données de cet intéressant phénomène qui n'obéit à d'autres lois que celles de réfraction et de la réflexion diffuse :

L'eau absorbe et atteint tous les rayons du spectre solaire, mais progressivement et l'un après l'autre. Ce sont les rayons les plus réfrangibles qui pénètrent le plus profondément, et les rayons les moins réfrangibles comme le rouge, l'orangé, le jaune, sont les premiers attaqués et les premiers éteints. Les autres couleurs sont réfléchies avec moins d'intensité et en même temps affaiblies. Après l'orangé, c'est le vert, puis le bleu, qui disparaissent quand la couche d'eau est assez épaisse.

Le rayon solaire s'éteindrait complétement si l'eau était profonde; et si la réflexion des faisceaux indigos et violets n'était pas favorisée par une densité inégale des couches et les matières tenues en suspension, l'eau paraîtrait alors aussi noire que de l'encre : sa surface pourrait bien nous envoyer quelques rayons réfléchis comme l'encre peut le faire, mais la masse du liquide ne saurait transmettre de lumière, ni par conséquent de couleur.

Dans l'eau de mer, quand elle est très claire et très profonde, ces conditions se trouvent remplies jusqu'à un certain point, ce qui explique la teinte très foncée de cette eau. La couleur indigo violet, la dernière qui persiste, vient en partie des matières en suspension qui se trouvent toujours, même dans l'eau naturelle la plus pure, et en partie de la légère réflexion que subit la lumière à la surface de séparation des couches d'inégale densité. Une très petite quantité de lumière se trouve ainsi renvoyée à l'œil, avant d'arriver à la profondeur qu'exige l'extinction complète.

Mais les conditions sont changées quand l'eau est plus ou moins salie par le sable ou la vase du fond, comme cela arrive sur beaucoup de plages et fréquemment dans la rade d'Alger, depuis l'embouchure de l'Harrach jusqu'à la pointe St-Eugène et au delà. Dans ces circonstances, les rayons verts, jaunes, orangés, rouges sont inégalement réfléchis, non en totalité, mais en partie; et en se mariant au bleu plus intense ils donnent ces différentes teintes verdâtres que présente la mer près du rivage. La couleur du fond, vue par transparence quand la couche d'eau est peu épaisse, produira les mêmes effets. Un sable jaunâtre donne à la mer un reflet vert; mais si le sable est d'un jaune éclatant, la mer paraît elle-même jaune parce que la teinte est à peine verdie par le bleu de l'eau.

Un fond rouge fera paraître la mer d'une couleur plus réfrangible, c'est-à-dire orangé, si la couleur du fond est éclatante et que celui-ci ne soit pas trop bas. L'eau de mer absorbe si facilement les rayons lumineux, que sur une épaisseur peu considérable, elle devient totalement opaque. L'influence du fond sur la teinte sera donc d'autant plus grande que la couche d'eau sera moins épaisse; elle sera nulle par de grandes profondeurs.

Il y a quelques années à peine on supposait que l'absence de la lumière dans les régions les plus basses de la mer rendait impossibles, concurremment avec les énormes pressions supportées par les couches inférieures, les manifestations de toute vie animale ou végétale ; mais les récentes découvertes dues aux expéditions de dragage des vaisseaux le *Porcupine*, le

Lightning, 1868-1870, et le *Challenger*, 1876-1877, dans les grands Océans, nous ont révélé la fécondité que la nature déploie dans ses moyens pour entretenir la vie dans les plus sombres profondeurs de l'Océan. Les lueurs engendrées par d'innombrables animaux phosphorescents y sont assez intenses pour permettre aux êtres pourvus d'yeux de se servir utilement de leurs organes et pour favoriser aussi l'éclosion et le développement d'organismes dont on croyait la race à jamais éteinte et dont on ne retrouvait de vestiges que dans les couches géologiques des âges qui ont précédé le nôtre.

Nous surprenons ainsi les témoins vivants d'une époque qui s'éteint. Ainsi, dans la grande évolution de la nature où rien ne se fait par de brusques révolutions, les êtres succèdent aux êtres et les âges aux âges d'une manière lente et graduelle. *Natura non facit saltus*, a dit Newton. Il serait insensé de croire que le créateur ait mesuré son temps au cadran de nos horloges.

Phosphorescence. — Un spectacle que l'on contemple avec autant de surprise que d'admiration, est celui d'une mer phosphorescente. Les anciens ne paraissent pas avoir apporté une grande attention à cet éclat phosphorescent des eaux. Aristote qui ne le signale qu'en passant, l'attribue à « la qualité grasse et huileuse de la mer. » Amerigo Vespuès fit quelques observations sur la phosphorescence des mers tropicales. C'est dans la nuit du 19 juillet 1762, que le physicien Valmont de Bonare observa, en vrai savant, pour la première fois, à Cette, ce phénomène qui, depuis lors, a fixé l'attention de bien des naturalistes. Qu'on l'attribue à l'électricité, à des zoophytes ou, ce qui est plus probable, à des animalcules microscopiques répandus à profusion dans la masse des eaux, l'éclat phosphorescent de la mer est plus intense en été qu'en hiver, et d'autant plus prononcé qu'on s'approche des tropiques. L'étang de Thau et la mer à Cette, ainsi qu'à Alger, où la vie pullule en un nombre incalculable d'infusoires, présentent souvent le phénomène de la phosphorescence pendant les nuits d'été. Tous les navires qui font la traversée de la Méditerranée, font sans cesse étinceler la couche liquide sur laquelle glissent leurs flancs et laissent dans le sillage qui marque leur course une voie lactée lumineuse que tout passager placé sur le pont du navire ou accoudé sur le gaillard d'arrière, prend plaisir à suivre et à admirer pendant de longues heures dans le silence de la nuit.

Densité. — D'après Bouillon Lagrange et Voyel, la densité moyenne de l'eau de mer serait de 1,0289. Elle va en augmentant du pôle à l'équateur et croît en raison directe de la température et de l'évaporation corrélative.

D'après Dauvergne, la densité de l'eau est plus élevée dans la Méditerranée (1,032), que dans l'Océan (1,028) ; à la même latitude, la densité augmente avec la proportion des principes minéraux dissous dans l'eau, en un mot, avec la salinité. Dans la Méditerranée, les apports des fleuves en eau douce ne peuvent compenser la perte en vapeur, et la salinité s'accroît en conséquence. Elle dépasse de 1 centième la teneur moyenne de la Méditerranée, lorsqu'on s'approche des Syrtes et de la côte de Tripoli, où soufflent les vents desséchants du désert.

Température de l'eau de mer. — Courants.—

Au point de vue de la thermalité, l'eau de mer est une eau minérale froide. D'une manière générale sa température est plus stable que celle de l'air ambiant et des terres voisines. A la faveur de cette égalité relative de température les mers modèrent et équilibrent les climats des continents. Les courants marins sont les plus puissants régulateurs des phénomènes météorologiques sur les côtes où ils viennent apporter le tribut de leur température, de leurs eaux et même de certaines productions végétales.

L'influence exercée par la profondeur des eaux sur la température de la mer, est un fait acquis à la science et confirmé par Al. de Humboldt et de nombreux navigateurs. A l'approche des terres l'abaissement de température qu'on éprouve est tellement sensible, que le thermomètre suffit pour révéler l'existence d'une côte encore invisible. Jonatham Willams avait observé, à la fin du siècle dernier, qu'un abaissement de 4° correspond à trois heures de marche, lorsqu'on était encore fort loin de terre ou d'un banc de sable.

« L'observation que la proximité d'un banc de sable est indiquée par un abaissement rapide de la température de la mer à sa surface, n'intéresse pas seulement la physique, a dit Humboldt. Elle peut aussi devenir importante pour la sûreté de la navigation.... Le refroidissement de l'eau peut engager le pilote à jeter la sonde dans des parages où il se croyait dans la plus parfaite sécurité. »

Les observations de Carpenter ont prouvé qu'à la même latitude et à la même profondeur le thermomètre s'élève à 10 degrés plus haut dans la Méditerrannée que dans l'océan Atlantique incessamment refroidi par les courants qui descendent des glaces du Pôle.

On a constaté, (1) quelle que soit la température de sa surface, que l'eau de la Méditerrannée, à la profondeur de 90 mètres, est toujours à un degré près de 12°,7 centigrades ; à la profondeur de 185 à 270 mètres elle est de 1 ou 2 degrés plus basse ; mais au-dessous de cette limite, la température reste uniforme, quelle que soit la profondeur à laquelle on l'examine.

De plus, le poids spécifique de l'eau de mer étant supérieur à celui de l'eau douce distillée, la première doit avoir une plus grande capacité calorifique, en vertu de la loi de Dulong et Petit, étendue et appliquée par Neumann à certains groupes de corps composés.

Fermé à l'Est par les seuils sous-marins exhaussés qui réunissent l'Italie à la Sicile et celle-ci aux caps de la Tunisie, le bassin occidental de la Méditerrannée présente, le long de ses côtes Nord et Sud, un courant permanent assez régulier, mais qui dépend des vents surtout dominants, et peut être quelquefois masqué et renversé par les vents contraires. Ce courant paraît fermé et longe le littoral.

Au nord et sur les côtes de France, il se dirige de l'est à l'ouest, passe devant l'embouchure du Rhône, rase successivement les côtes de la Provence, du Languedoc et celles d'Espagne ; tandis qu'au sud et sur les côtes de l'Algérie il marche en sens contraire, va de l'ouest à l'est et passe un peu au large devant la rade d'Alger.

Par le travers de Cette ce courant côtier est assez faible avec les vents de terre mais il acquiert avec les vents de l'Est et du Sud-Est une vitesse supérieure à trois nœuds à l'heure plus de 1 mètre 50 par seconde (2).

Pendant les tempêtes, ce courant ressemble à une grande rivière marine et sa vitesse, mesurée au mois de février 1879, lors d'une forte bourrasque du Sud-Est, par notre savant ami M. Delestrac, ingénieur au corps des Ponts-et-Chaussées, atteignait près de deux nœuds à l'heure le long et à l'intérieur du brise-lames (3).

Bien que ces courants côtiers exercent leur influence sur la température de l'eau du rivage, leur étude nous importe moins que celle des modifications que subit la température sous l'influence des causes locales plus variées. Sur les plages de la Méditerrannée pendant les trois mois d'été l'eau peut osciller entre 18 et 28 degrés centigrades, sur les bords de la Manche

---

(1) Dépôt des cartes et plans du Ministère de la Marine. Instructions du Ministre n. 546. 1875.

(2) Germain, ingénieur hydrographe. Pilote des côtes Sud de la France, 1876.

(3) Communication orale, février 1879.

elle varie entre 15 et 20 (Gaudet) et entre 18 et 20 sur plusieurs plages de l'Océan.

Donc, pendant les trois mois de l'été, on peut dire que la température moyenne de la mer sur les côtes de l'Océan étant de 16° centigrades, elle est de 22° sur la plage de Cette, tout près du rivage et à une profondeur de 1 mètre à 1 mètre 25, pendant que la température de l'air ambiant est moyennement de 25 centigrades. Plus avant dans la mer, la température est moins élevée, parce que la vague s'échauffe au contact presque brûlant pendant le jour du sable de la plage. A Cette, les vents violents du Nord peuvent abaisser la température de l'eau de 6 à 10 degrés et les vents du Sud l'augmenter d'autant (Viel). De nombreuses circonstances, telles que l'échauffement du sable par le soleil, une plage étendue sous des eaux peu profondes comme nous venons de le voir, font varier la température de l'eau près du rivage. D'autrefois, le flux et le reflux exercent une grande influence. Ainsi, M. Humeau a constaté qu'à Arcachon la chaleur du soleil concentrée sur le sable à marée basse, fait monter l'eau de 5 degrés au retour du flot. Souvent, à quelques mètres de distance, les sensations thermiques changent, souvent aussi la partie inférieure du corps se trouve plongée dans des couches notablement plus froides que la partie supérieure. D'autrefois, mais plus rarement, c'est l'inverse qui arrive. La sensation de ces différentes températures, dues à des courants partiels, est assez souvent pénible à supporter. Dans certains cas, surtout après que les ondes ont été agitées par un orage, la température de l'eau se maintient assez élevée pendant quelque temps et durant plus de 24 heures. Le mistral a beau souffler, cette température de l'eau se maintient au même degré et supérieure à celle de l'air. Le phénomène est fréquent à Cette. La température de l'eau semble s'affranchir de celle de l'air. Plusieurs explications en ont été données. On a prétendu que dans ce cas le fluide électrique accumulé sur l'eau empêche momentanément la dispersion du calorique et ce ne serait que quand ce surplus d'électricité se serait dissipé que la température de l'eau rentrerait sous la dépendance des variations atmosphériques.

L'explication suivante nous paraît plus en rapport avec les données de la physique. Le mouvement violent des molécules d'eau, le choc des vagues pendant l'orage, produisent de la chaleur qui reste accumulée pendant quelque temps dans la masse des eaux.

Composition chimique. — Bouillon-Lagrange et Vogel, qui ont analysé l'eau de mer à Dieppe, Bayonne et Marseille (1) ont trouvé, par évaporation, 36 millièmes de principes fixes pour la Manche, 38 pour l'Océan et 41 pour la Méditerranée. Laurent a obtenu, pour cette dernière, un résidu de 0 k. 04074 par litre d'eau, soit 40 grammes 74 centigrammes. Ces analyses varient selon le lieu où l'eau a été puisée, près ou loin des côtes, au voisinage d'un port de mer ou près de l'embouchure d'un grand fleuve.

Nous donnons ici l'analyse faite par Usiglio de l'eau de mer prise aux environs de la plage de Cette.

ANALYSE DE L'EAU DE LA MÉDITERRANÉE

prise aux environs de la plage de Cette, au pied de la montagne Saint-Clair, à 4,000 mètres environ du port.

INDICATION DES SELS	ÉLÉMENTS	POIDS OBTENUS pour 100 GR. D'EAU DE MER		POIDS obtenus pour 1 LITRE D'EAU	
Oxyde ferrique	....	»	0^{gr} 0003		0^{gr} 003
Carbonate calcique,..... {	Acide carbonique ... Chaux	0.0050) 0.0064)	0 0114		0 118
Sulfate calcique (1)...... {	Acide sulfurique..... Chaux	0.0798) 0.0559)	0 1357		1 392
Sulfate magnésique (2).. {	Acide sulfurique .... Magnésie..........	0.1645) 0.0842)	0 2477		2 541
Chlorure magnésique.... {	Chlore............ Magnésium........	0.2374) 0.0845)	0 3219		3 302
Chlorure potassique..... {	Chlore............ Potassium.........	0.0240) 0.0265)	0 0505		0 518
Bromure sodique........ {	Brome............ Sodium	0.0432) 0.0124)	0 0556		0 570
Chlorure sodique........ {	Chlore............ Sodium	0.7854) 1.1570)	2 9424		30 182
Eau	....	3^{gr} 7655 96 2345		38^{gr} 625 947 175	
POIDS TOTAL...........		100^{gr} 000		1.025^{gr} 800	

(1) Sulfate de chaux hydraté à 2 équivalents d'eau 0,1746 et par litre 1,76.
(2) Sulfate de magnésie hydraté à 7 équivalents d'eau 0,5051 et par litre 5,181.

Le chlorure de sodium forme à peu près les trois quarts de ces principes, puis viennent en plus faible proportion les chlorures de magnésium, de calcium, de potassium, les sulfates de magnésie, de chaux, de soude et d'alumine, peu abon-

---

(1) Annales de Chimie. T. 87, pag. 190.

dants ; puis le carbonate de chaux, des traces d'iode que l'on extrait surtout des varechs, et du bromure de potassium que Balard a découvert concentré dans les eaux mères des salins de Cette. La présence de l'oxyde de fer a été aussi constatée dans les eaux de la Méditerrannée par Lichteinstein. En poussant aussi loin que possible les recherches chimiques, soit directement par l'analyse du liquide, soit indirectement par l'étude des plantes qui forment leurs tissus des substances extraites de la mer, la science est parvenue à reconnaître la présence de 28 à 30 corps simples dans ces eaux.

Ces corps sont l'oxygène et l'hydrogène, éléments constituants de l'eau, puis l'azote, le carbone, le chlore, le brôme, l'iode, le fluor, le silicium, le soufre, le phosphore, le sodium, le potassium, le bore, l'aluminium, le magnésium, le calcium, le strontium, la baryte. Les cendres du *Fucus* vésiculosus donnent du cuivre, du plomb, du zinc, celles de la *Zostera marina* fournissent du cobalt, du nickel, du manganèse. Le fer a été obtenu directement par l'analyse de l'eau de mer, on trouve de l'argent dans un zoophyte, le *Porillopora*. On sait que par suite du courant magnétique établi entre le doublage de cuivre et l'eau de mer environnante, courant que l'on a accusé de la détérioration rapide de la coque en bois de certains de nos cuirassés (*Magenta*), une faible proportion d'argent se précipite sur la carène du navire : on a estimé à 2 millions de tonnes la masse d'argent suspendue dans les mers du globe. Enfin, l'arsenic a été retrouvé dans les chaudières des bateaux à vapeur alimentées par l'eau de mer.

Les gaz dissous dans l'eau de mer sont en assez grande quantité, mais leur proportion varie avec la chaleur, la lumière, le mouvement des vagues et la pression barométrique. On enseigne en physique que la présence des sels dissous dans un liquide augmente en général le pouvoir dissolvant de ce liquide pour les gaz. Ainsi, l'eau de mer tient en dissolution un tiers d'air en plus que les eaux des rivières.

Quant à la question de l'ammoniaque, il résulte des expérience de M. Audoynaud (1), professeur de sciences physiques à l'Ecole d'agriculture de Montpellier, que la quantité de ce gaz volatil contenu dans la mer des environs de Cette, varie selon des circonstances météorologiques peu connues, et surtout selon la présence en quantité plus ou moins grande de corps organisés et organiques, morts ou vivants, que l'on rencontre toujours dans les eaux de la mer.

L'acide carbonique exhalé par les organismes vivant au

____

(1) Audoynaud. — Association française pour l'Avancement des Sciences. — Paris 1878.

milieu des eaux se trouve en quantité assez considérable dans les mers qui contiennent ces organismes en abondance sous l'influence de la lumière : les plantes et les infusoires décomposent cet acide, ce qui fait qu'il diminue pendant le jour pour augmenter la nuit. La quantité d'oxygène dissous suit une marche inverse, le jour elle s'accroît pour se réduire durant les ténèbres. « Comme par une sorte de respiration, la grande mer, cette immensité vivante d'organismes, absorbe et dégage alternativement les gaz nécessaires au maintien de la vie, en mesurant chaque souffle à la course journalière du soleil. » (Elisée Reclus).

Produit de la lixiviation du globe, la mer renferme en dissolution toutes les substances minérales solubles arrachées à la terre par le lavage des rivières. A l'exception des eaux qui tombent dans certains bassins d'Afrique et d'Asie, toutes les eaux continentales potables ou non, médicinales ou économiques, froides ou chaudes, toutes se rassemblent dans son sein.

Indépendamment des principes minéraux, elle renferme comme nous l'avons déjà vu des éléments organiques indispensables à l'entretien des mondes innombrables et des êtres gigantesques qui l'animent. Ces éléments dont l'analyse chimique ne révèle pas toujours la présence (1), sont analogues aux substances coagulables des êtres vivants. Une fois isolés de la grande masse, ils entrent rapidement en décomposition et s'opposent à la conservation de l'eau de mer dans des vases clos ou de plus vastes récipients. Ce n'est qu'au prix d'une oxygénation active à l'aide de trompes fournissant aux aquariums de l'air à la pression de deux atmosphères que l'on a pu, au Muséum de Paris et autres établissements zoologiques, conserver des animaux d'une organisation élevée. Cette aération leur permet même de se développer et de se reproduire.

La composition minérale et organique de l'eau de mer est trop complexe pour qu'on puisse la préparer artificiellement et lui rendre ses propriétés vitales. Hippocrate et Galien qui savaient fabriquer l'eau de mer artificielle, n'ont pu être que de mauvais imitateurs de la nature. M. Corenwinder rappelle à ce sujet une observation assez concluante (2). Ce savant agronome avait rapporté de Dunkerque à Lille, une provision d'eau de mer pour alimenter un petit aquarium d'appartement. Un jour un domestique maladroit renverse l'aquarium. M. Corenwinder songea à remplacer l'eau de mer naturelle

---

(1) C'est la mucosité de la mer de Bory de St-Vincent. Ils ne peuvent être coagulés, par la chaleur pas plus que la caséine, une fois isolés, etc.

(2) Congrès scientifique du Hàvre 1877. — In *Revue scientifique 1877*.

par une solution saline contenant tous les principes que l'analyse a décélés dans l'eau de mer : l'expérience ne réussit pas, au bout de peu de temps tous les zoophytes moururent.

En résumé, on peut considérer l'eau de mer comme une eau minérale chlorurée sodique forte ; au point de vue de sa thermalité, c'est une eau minérale froide. Si l'on excepte les Salines de Béarn avec leurs 255 grammes de sels par litre et celles d'Arbonne en Savoie, qui en contiennent jusqu'à 280 grammes et qui, à ce titre, doivent être rangées hors de pair, l'eau de la Méditerranée est plus minéralisée que toutes les eaux chlorurées-sodiques fortes, froides ou chaudes que possèdent la France, l'Algérie et même l'Allemagne.

Dans la Hesse Electorale à Nauheim, les eaux de Friedrich Vilhem ne renferment que 40 grammes 3 de résidu salin par litre (1), et celles de Hombourg 10 grammes 98 (2), celles de Kissingen en Bavière n'en ont que 9 grammes 55 (3).

En France, les eaux si renommées de Balaruc 9 grammes 08 (4) ; de Bourbonne les Bains (73°54) (5) ; en Algérie celles d'Hammam-Mélouan à 38 kilomètres d'Alger, près de Rovigo, au pied du petit Atlas (30 grammes 11). Toutes ces eaux dont les vertus sont depuis longtemps établies n'atteignent pas dans leur composition minérale la teneur des eaux de la Méditerrannée.

Mouvements de la mer. — Les mouvements de la mer, sujet de méditations aussi fécondes pour le savant que pour l'artiste, ne laissent pas que d'exercer une saine et profonde impression sur le moral du baigneur ; à ce titre, une courte digression doit nous être permise. C'est un passe-temps qui peut avoir son charme pour un poète égoïste et désintéressé, mais terrible et amer pour un vrai marin que de pouvoir avec Lucrèce contempler, de la terre ferme, les efforts d'un vaisseau battu par la tourmente.

> Suave ! mari magno, turbantibus œquora ventis
> E terra, magnum atterius mirare laborem.

On bannit avec raison le romantisme des études physiologiques, mais il est des circonstances, surtout en hygiothérapie balnéaire, où l'influence des impressions morales sur le fonc-

---

(1) Analyse de Chatin, Bromeïs.
(2) Analyse de Liebig.
(3) Analyse de Liebig.
(4) Analyse de Marcel de Serres et de Figuier, de Béchamp.
(5) Analyse de Vivet, Mialhe et Figuier.
(6) Analyse de Marigny-Desfosses.

tionnement de nos organes ne doit pas être systématiquement exclue. Que de ressources possède le médecin philosophe qui veut bien quelquefois sortir de l'officine et du laboratoire ! Dans les organismes élevés c'est seulement par l'intermédiaire du système nerveux qu'on agit sur la plupart des phénomènes vitaux, a dit Cl. Bernard (1). C'est là une assertion de haute portée et susceptible d'une généralisation étendue.

Que les eaux soient calmes et unies comme une glace ou soulevées par les sombres horreurs d'une tempête, l'impression que l'on éprouve lorsque l'on arrive pour la première fois au bord de la mer est une de celles qui ne s'éteignent jamais. Médecins et littérateurs, Larrey, Mme de Stahl, Renan, ont décrit ces sensations profondes.

Le mouvement des ondes de la Méditerranée est moins étendu que celui des grandes vagues de l'Océan. Communiquant avec ce dernier par l'étroit goulot de Gibraltar, la Méditerranée ne subit pas le flux et le reflux au même degré. Les oscillations de sa surface ne sont que très restreintes, si ce n'est au Nord de l'Adriatique et dans le golfe de la petite Syrte, à l'Est de l'Algérie, entre la Tunisie et l'ancienne Pentapole, où l'eau monte et descend alternativement, jusqu'à deux et même à trois mètres (2). Mais, sur les rivages de la France, à Cette, l'amplitude des oscillations ne dépasse guère 0,20 centimètres au-dessus et au-dessous du niveau moyen, on n'y observe que très rarement des dénivellations considérables, qui atteignent au plus 1 mètre (3), et même 1 mètre 50, sous l'influence des tempêtes et des vents du Sud-Est (4). A Alger, comme à la plage de Cette, on peut se baigner selon les indications, à tout instant du jour. L'heure du bain n'est pas réglée sur l'heure de la marée, et l'on ne risque pas d'être surpris par le flot montant, comme sur certaines plages de la Manche où l'oubli de cette particularité cause souvent de sinistres accidents.

Les ondulations de l'eau que selon leur étendue et leur force d'impulsion on désigne sous le nom de vague-lame, houle, donnent au bain de mer des propriétés appréciables pour chacun de ces états.

Par les vents du Nord, la mer à Cette est assez calme, mais toute la Méditerranée est, au contraire, violemment soulevée par les vents du Sud. A Alger, les vents du Nord-Ouest pro-

(1) Rapport sur les progrès et la marche de la physiologie générale en France. — Note 147 p. 204. — Paris 1867, Imprimerie impériale.
(2) Victor Guérin, Voyage archéologique en Tunisie. t. 1er.
(3) Le 25 décembre 1870.
(4) Le 11 juillet 1841. — Germain, loc. cit.

duisent quelquefois des bourrasques et une mer démontée. Dans ces conditions, le bain ne peut être pris sans danger, loin de la plage : le nageur trouve un abri sûr dans l'avant-port fermé d'Alger, quand il tient à prendre son bain. Les vagues, violemment poussées vers la terre, sur le plan incliné et montant de la plage, viennent mourir sur la grève, puis redescendent vers la mer, en produisant le phénomène du ressac. Ce phénomène se produit toutes les fois que les vagues sont arrêtées par un obstacle et renvoyées contre leur direction première. Elles retournent souvent avec une grande vitesse et entraînent les corps submergés vers la haute mer, ou bien elles rencontrent d'autres vagues interférentes, produisent des tourbillons, des remous qui affouillent le sable du fond, en laissant des trous dangereux là où le baigneur avançait la veille en toute sécurité. Le ressac est très sensible et fort à craindre sur la plage de Cette, par les vents du Sud. Aux abords de la jetée de Frontignan il est assez puissant pour entraîner à la dérive, « drosser au large du brise-lames » les navires qui viennent franchir la passe de l'Est, située au bout de cette jetée. C'est dire de quels dangers le nageur est menacé pour peu qu'il s'aventure au-delà d'une certaine limite.

Chaque année, les jours où la mer moutonne, le ressac entraîne, roule et submerge quelque victime qui, malgré les injonctions les plus formelles de la police locale et une surveillance des plus actives, a imprudemment franchi les bornes de la zone dangereuse. Et ce sont toujours les nageurs les moins timorés qui se laissent ainsi surprendre. Le nageur, confiant en ses forces, s'avance hardiment contre la vague, et se laisse bercer sur l'onde « perfide, » mais un flot de retour plus perfide encore le porte d'un seul coup en un point où il ne peut déjà plus toucher terre. Il n'est qu'à deux pas du rivage. A quelques mètres en arrière vers la grève il aperçoit des baigneurs qui ont à peine de l'eau jusqu'à la ceinture, il veut les atteindre, mais le courant qui le repousse, paralyse ces efforts, il a perdu pied, le sol semble s'être abaissé, une vague, puis une seconde passent sur sa tête : s'il demande du secours, le bruit des vagues couvre sa voix, en même temps ses forces sont à bout. Bien heureux ceux qui, dans pareille circonstance, ont pu conserver leur sang-froid, ou recevoir une prompte assistance. Aucune langue ne peut exprimer l'effusion de leur reconnaissance.

Nous nous baignions un jour sur la plage de Cette en compagnie de deux officiers, intrépides nageurs qui, s'étant imprudemment aventurés, ne durent leur salut qu'à l'arrivée d'un troisième camarade. Celui-ci entrait dans le bain et apercevant leur dangereux embarras, put leur prêter l'appui de ses forces qui n'étaient pas encore épuisées par une immersion antérieure et prolongée (1). Bien souvent, sauveurs et sauvés ne peuvent lutter contre l'énergie des vagues et sont fatalement engloutis avant que les secours les plus prompts aient pu les atteindre.

Par les vents du Nord, la plage de Cette unie, formée d'un sable doux, moelleux comme un vrai tapis, et qui invite à se déchausser et à marcher pieds nus, n'est nullement dangereuse pour le baigneur qui se tient dans la zone du sol ferme.

Mais le nageur trop hardi va toujours sans crainte, plus il avance, plus le sol s'abaisse et la poussée liquide rend la natation plus aisée. L'eau est transparente : il voit le fond à plusieurs mètres de profondeur ; d'un autre côté, le vent du Nord chasse l'eau vers le large et fait prédominer un courant de surface qui pousse le baigneur plus vite qu'il ne pense. Mais au retour vers la plage, le rivage paraît plus éloigné et d'autres petits obstacles surgissent qu'il s'agit d'avoir rencontrés une fois pour se tenir sur ses gardes. Le vent du Nord produit à la surface de l'eau un clapotement de petites vagues brisées qui projettent l'eau de mer dans les narines, la bouche, les yeux, souvent aveuglés par les rayons du soleil : d'autre part il faut lutter contre le courant en sens contraire, et l'on se trouve soulagé lorsque, après une de ces pointes poussées en avant dans la mer, on retrouve le sol de la plage sous ses pieds.

L'indication des précautions à prendre et des dangers à éviter fait partie intégrante des considérations sur l'usage hygiénique des bains de mer. — Cet avis s'adresse à des individus sains, robustes, et capables d'affronter, par trop de hardiesse, une foule de périls.

Au 81ᵉ régiment d'infanterie, pourvu d'hommes à constitution forte et éprouvée, où le service de la natation et des baignades est en honneur depuis de longues années et qui a pu jouir dans ses garnisons successives de Marseille, Toulouse et Cette, du bénéfice des bains de mer, l'application à ces exercices faite dans son extension la plus complète nous a fourni de précieux sujets d'étude sur l'action hygiénique du bain de mer.

A chaque bataillon sont attachés des moniteurs, des maîtres baigneurs, un bateau monté par des nageurs habiles, l'officier chargé des détails de ce service et le médecin du régiment. Ce bateau est toujours en observation pendant la baignade et se

---

(1) M. X... ne tarda pas à recevoir de M. le Ministre de l'intérieur, pour cet acte d'heureux dévouement, une médaille d'honneur de sauvetage.

tient au centre des baigneurs. Il est bon de remarquer que rien ne saurait être superflu dans les précautions prises pour assurer la sécurité des soldats au bain. Ces mesures générales dans l'armée sont d'une efficacité incontestable et prouvée par ce fait que, d'après la statistique de l'année, le plus grand nombre de cas de mort par submersion dans le bain sont accompagnés de la note « bain pris isolément ».

Divers usages de l'Eau de mer

Ce qui contribue à assurer à l'eau de mer sa prééminence comme eau minérale sans préjudice de l'importance accordée à certaines eaux médicinales spéciales, acidules, alcalines, sulfureuses, froides ou thermales, c'est la variété des applications dont elle est susceptible et la facilité de son administration sous toutes les formes intus et extus.

L'usage intérieur de l'eau de mer consiste en boissons; quant aux injections dans toutes les cavités muqueuses, le rectum, le vagin, les fosses nasales, le canal de l'urèthre, le conduit auditif externe, la trompe d'Eustache, en un mot, tous les trajets normaux ou pathologiques qui, de l'extérieur, se rendent à l'intérieur de nos organes, à une distance plus ou moins grande, ce sont plutôt des applications topiques qui rentrent dans l'ordre des médications extérieures. Pour toutes ces injections, l'eau de mer est appelée à remplacer les liquides stimulants, détersifs, toniques ou altérants salins dont il est fait un usage assez répandu.

Eau de mer en boisson. — Vanté au-delà de toute mesure dans les temps modernes par les Italiens et les Anglais, l'emploi intérieur de l'eau de mer était utilisé par les Anciens. Du temps de Pline, une boisson résultant de la fermentation du raisin sec dans l'eau de mer, le téthalassomenon, était très appréciée. Dioscoride recommande aussi le thalassomeli, mélange d'eau de mer et de miel. L'addition du sucre, du miel, et des principes fournis par la fermentation du raisin sec, avait apparemment pour but de masquer l'amertume de l'eau de mer pure.

Cette eau a une saveur à la fois salée et amère, due en grande partie aux sels de soude et de magnésie, puis aux autres substances minérales et organiques qu'elle renferme. Cette saveur nauséabonde (bitternes) est assez prononcée quand l'eau est puisée à la surface et près du rivage. A cause de la proportion plus élevée des substances dissoutes, l'eau de la Méditerranée doit avoir une saveur plus prononcée que celle de l'Océan. Malgré son amertume, quand elle est prise auprès du rivage à l'état naturel et à la dose même considérable d'un demi-litre, elle provoque rarement des vomissements. Elle ne peut être transportée en bouteille sans prendre une saveur encore plus nauséeuse. Cependant un pharmacien de Fécamp, M. Pasquier, expédie l'eau de mer qu'il a d'abord eu soin d'aller puiser au large, puis de filtrer, chargée de gaz, soit d'air ordinaire, soit d'acide carbonique. Elle est employée comme eau médicamenteuse, et on lui accorde des propriétés purgatives, vermifuges, antirachitiques et antiscrofuleuses. Cette eau de mer gazeuse, dont une bouteille produit l'effet d'une eau de Sedlitz à 30 grammes, se tolère bien, n'est pas désagréable à boire aux premiers verres, mais à la fin le gaz s'étant dégagé en partie, elle reprend son goût saumâtre.

L'eau de mer naturelle est impropre à la boisson « aqua ad potum accomodata falsa mare » (Hippocrate, de usu liquidorum). Cette assertion n'avait nul besoin d'être confirmée par l'insuccès de l'expérience de Pierre le Grand qui, voulant habituer à l'usage de cette eau les fils de ses matelots, les fit succomber presque tous. Elle peut étancher légèrement la soif, mais prise en petite quantité ou par d'autres moyens que l'ingestion par la bouche. On sait que les marins de Kennedy, privés d'eau douce, ont pu se désaltérer en se plongeant avec leurs habits dans la mer.

A titre de médicament, l'eau de mer en boisson, peut rendre de bons services et c'est un des médicaments internes, dont l'usage pourrait être plus souvent ordonné et qui le serait sans contredit, si la nature ne nous l'offrait pas avec autant de largesse.

A la visite médicale du 81ᵉ régiment d'infanterie caserné à Cette, aux bords de la mer, et au Lazaret, nous avons retiré quelques avantages de l'administration de cette eau, comme purgatif salin dans les affections banales, auxquelles les soldats sont souvent exposés, l'embarras gastrique et l'état bilieux et saburral des premières voies. Ajoutons que cette médecine à double effet était fort peu du goût de quelques soldats paresseux.

Les Anglais qui consomment et se purgent plus que nous, sont les premiers qui aient fait usage de l'eau de mer à l'intérieur. Aujourd'hui c'est un de leurs purgatifs populaires à la dose de deux à quatre verres, elle purge énergiquement et, sous ce rapport, il est tout naturel qu'on l'ait utilisée dans presque tous les cas justiciables de la médication évacuante ou révulsive du tube intestinal. Prise à moindres doses, c'est un simple laxatif, et à doses encore plus modérées, un demi-verre à un verre pour les adultes, quelques cuillerées pour les enfants, elle a été considérée comme un fondant par les anciens pathologistes anglais. De nos jours, on lui accorde une action altérante tonique. On a cité plusieurs cas de guérison d'hydropisie, à la suite de l'administration de l'eau de mer à dose purgative, c'est pourquoi on lui concède des propriétés diurétiques. Comme anthelmintique et vermifuge, elle a été souvent administrée avec succès.

A titre de laxatif, un verre ou deux d'eau de mer avant le bain du matin entretiennent la liberté du ventre. Elle convient ainsi aux personnes habituellement constipées ou qui le deviennent, comme cela est ordinaire à la suite des premiers bains. Les individus atteints d'hémorrhoïdes, sujets aux congestions céphaliques, ceux qui sont atteints de paralysies partielles ou générales par suite de ces mêmes congestions, d'affections chroniques du foie, avec ou sans ictère, ou de coliques hépatiques, peuvent voir leur maladie s'amender sous l'influence de l'eau de mer prise à l'intérieur comme révulsif salin. Les eaux de Balaruc ne paraissent pas agir d'une autre façon.

Si l'eau de mer ne purge pas, elle active les fonctions intestinales. Depuis longtemps les médecins anglais l'ont employée à titre d'altérant tonique à la dose d'un demi-verre le soir, coupée avec du lait.

John Russell l'a préconisée le premier, en 1750 (1), dans la phthisie, considérée alors comme une maladie des glandes pulmonaires, dans les engorgements des ganglions lymphatiques et autres maladies scrofuleuses ou non, l'ozène, les affections cutanées, l'esquinancie, l'érysipèle, le ténesme. Russell ne mettait l'emploi des bains de mer qu'en seconde ligne, dans la médication marine. Il faut ajouter qu'il complétait cette médication par l'administration interne et externe de plantes marines, varechs, fucus, quercus maritima et autres médicaments dits anti-scrofuleux et renfermant de l'iode. Il préludait ainsi sans le savoir à l'administration thérapeutique de ce métalloïde, qui ne fut découvert qu'en 1815, par Courtois, et dont les bons effets sont universellement constatés aujourd'hui dans le traitement de la diathèse scrofuleuse. De temps immémorial, on se servait de l'éponge brûlée avec succès dans le traitement du goître.

---

(1) John Russell — Disurtatio de tabe glandulari seu de usu aquœ marinœ in morbis glandularum. Oxford 1750, in-8°.

Nous ne connaissons pas l'origine première de cette pratique, on sait toutefois qu'au XIII° siècle, Arnaud de Villeneuve traitait le goitre et les écrouelles par l'éponge brûlée prise à l'intérieur. En 1820, Coindet de Genève attribua après des expériences concluantes l'action de l'éponge brûlée à l'iode qu'elle contient en grande quantité.

En Angleterre, Buchan (1763 et 1804) (1), dit avoir tiré un heureux parti de l'eau de mer, chez les individus caractérisés par une prédominance du système lymphatique, gras et lourds. Il s'en est servi pour ramener l'appétit. Bell (2) 1788, vante son emploi dans les maladies de la peau. « L'eau de mer, dit-il, dans son traité des ulcères, se donne très communément dans les affections de la peau comme laxatif et elle réussit souvent très bien, mais elle est si rebutante et si désagréable pour un grand nombre de malades, qu'on ne peut leur en faire prendre une dose convenable. » Cullen, (3) en 1787, l'administrait comme laxatif, mais il ne partage pas la même manière de voir que ses compatriotes contemporains, en ce qui concerne l'action de l'eau de mer pour la guérison des écrouelles. « On a depuis peu particulièrement, employé l'eau de mer, mais d'après un grand nombre d'essais, je n'ai pu y découvrir une vertu supérieure. » Plus tard, Biett en a constaté les bons effets dans la cure du prurigo et du lichen à forme chronique, et rebelle à de nombreux traitements. Tous les individus ne peuvent pas prendre impunément l'eau de mer, elle ne convient guère qu'aux tempéraments lymphatiques ; mais les constitutions nerveuses, irritables, les phthisiques ne sauraient, sans risquer leur santé, faire usage de l'eau de mer en boisson pendant quelque temps.

A l'extérieur ou comme topique, l'eau de mer peut-être appliquée sous les mille formes dont on trouve la description détaillée dans les nombreux ouvrages d'hydrologie médicale. Nous ne passerons pas ici en revue ces manœuvres variées. Nous nous bornerons à exposer quelques vues sur la manière la plus usuelle, dont la médication marine est appliquée, c'est-à-dire sur l'immersion du corps en partie ou en totalité, ainsi que sur certains exercices qui rendent cette pratique plus ou moins efficace, car la façon dont on prend le bain n'est pas indifférente au résultat à obtenir.

---

(1) Buchan. — Practical observations concerning sea-bating, etc. Londres 1804. — Traduction française par Rouvel : Observ. prat. sur les bains d'eau de mer et les bains chauds.

(2) Bell. — Traité théorique et prat. des ulcères. — Traduct. fr. Bosquillon. Paris 1788, p. 241.

(3) Cullen. — Eléments de médecine pratique. Traduct. fr. Bosquillon. Paris 1795, p. 611.

Nous allons envisager le bain de mer sous ses différentes formes, l'exercice de la natation, le bain de mer chaud, le bain de sable, le bain de vase, l'application topique de plantes marines, les pansements à l'eau de mer, et l'usage de cette eau en injections rectales et vaginales.

Bain. — Le bain en général est l'immersion complète ou partielle du corps, pendant un temps plus ou moins prolongé, dans un milieu liquide, gazeux ou vaporeux, et même solide. Une chose aussi simple n'aurait pas besoin d'une définition, mais autrefois, ce mot n'avait pas une compréhension si étendue. Les Grecs sous le nom de *Balnéion*, les Latins sous celui de *Balneum* qui n'en diffère pas, ne désignaient que le séjour où l'immersion du corps dans un liquide et spécialement l'eau tiède ou froide, simple ou chargée de substances en dissolution.

La dénomination de Balanéion, Balnéion accordée par les Grecs à cette pratique, atteste, d'après quelques grammairiens et Savonarole en particulier qui fut un des premiers médecins après la Renaissance à rappeler l'attention sur les bains et les eaux thermales d'Italie, des effets calmants et agréables du bain (Ballo je chasse, avia la douleur (1).

Bain ordinaire. — Dans les conditions atmosphériques les plus ordinaires pendant l'été, sur les bords de la Méditerranée, la mer est calme, ou légèrement ridée par de faibles vagues. Le bain est alors accompagné d'ondulations rhytmiques sur lesquelles le nageur se laisse balancer, ou qui viennent fouetter doucement le baigneur qui se tient plus près du rivage. Sauf par un calme absolument plat, il est rare que l'eau soit complètement immobile, elle fournit toujours une succession de mouvements d'oscillations plus ou moins régulières qui impriment au bain de mer un cachet spécial et le distinguent des autres bains d'eau douce ou de rivière.

Entre le calme absolu qui donne à la surface de la mer l'aspect d'une glace, vraie mer d'huile du Marseillais, et les vagues moutonneuses d'une mer démontée, il y a une graduation d'états intermédiaires qui, au point de vue dynamique, confèrent au bain de mer des propriétés distinctes, pour chacun de ces états. Nous parlerons tout à l'heure du bain à la lame.

Les hommes débiles et souffrants, les enfants faibles et

---

(1) Dans les confessions de St-Augustin on trouve ce passage, liv. 9, ch. 12, V. 4 : « Audieram inde balneis nomen inditum : quia grœci dixerint Balanéion quod anxietatum pellat ex anima. »

craintifs, les femmes chlorotiques, épuisées, en un mot, tous les sujets qui, par impuissance physique ou inhabileté dans l'art de la natation, sont privés de la ressource de cet exercice, peuvent avoir recours aux mains d'un maître baigneur expérimenté. Ce dernier prend bientôt le baigneur dans ses bras, surtout s'il a affaire à un enfant, il le porte dans la mer jusqu'à une certaine distance, il le plonge d'abord tout d'un coup, puis à certaines reprises, et lui fait ainsi subir plusieurs immersions. — Cette façon d'administrer le bain convient aux personnes qui, bien que faibles, ne sont pas sujettes aux maladies du cœur et aux accès d'oppression, à l'asthme, aux congestions céphaliques. Tantôt le maître baigneur sert tout simplement de guide, conduit le malade progressivement jusqu'à ce que l'eau le recouvre à une certaine hauteur et, le tenant solidement fixé, il pratique des affusions d'eau de mer sur la tête, les épaules, le fait asseoir et lever à plusieurs reprises, et fait ainsi ruisseler l'eau de mer en ablutions sur toute la surface du corps.

Il y a plusieurs moyens ou expédients efficaces pour habituer les baigneurs timorés, les enfants ou les femmes qui manifestent une certaine répugnance à entrer dans la mer. Lorsqu'un enfant par exemple éprouve de la crainte à l'aspect et au bruit des vagues, il ne faut pas coûte que coûte augmenter son effroi en le plongeant de force dans l'eau comme cela se fait si souvent. Sa frayeur se traduit par des cris déchirants, il est littéralement glacé par la peur et dans de pareilles conditions le bain ne peut que lui être défavorable : il vaut beaucoup mieux le faire jouer pieds nus sur le sable humide, on l'amuse à recueillir les coquillages et les mille objets que le flot mourant apporte sur la grève. Surpris par l'arrivée d'une nouvelle vague montante il se laisse baigner jusqu'à mi-jambe et s'habitue peu à peu et spontanément à se voir dans l'eau.

Les enfants comme les personnes qui ne peuvent nager ne doivent pas rester immobiles dans l'eau ; l'un des exercices qui leur convient le mieux est le suivant : les femmes et surtout les jeunes enfants se rendent à la mer par groupes et se donnent la main pour former un rond, chacun se soutenant aux mains de son voisin avance sans la moindre crainte. La petite ronde se livre alors aux ébats et aux espiègleries que le bain de mer ne tarde pas à leur inspirer. Si les vagues sont fortes, elles repoussent le cercle entier, renversent quelquefois l'un des petits baigneurs qui, se sentant retenu par ses deux voisins, se relève en riant avec les camarades de sa petite mésaventure en attendant que l'un d'eux tout aussi peu fortuné soit renversé puis se relève à son tour. Il y a dans ce jeu un exercice des plus salutaires.

Les personnes qui ont assez de force pour se livrer à la natation ne sauraient mieux faire que de remplir le temps du bain par les mouvements nécessités par cet exercice.

Dès les temps les plus reculés, la natation a été tenue en grand honneur ; n'était-elle pas aux temps légendaires l'exercice favori des princes, témoin, les exploits du roi Léandre, renouvelés plus tard par Lord Byron et dépassés de nos jours par d'intrépides nageurs anglais ? En 1875, le capitaine Weib a fait à la nage la traversée de la Manche. Les Romains méprisaient à l'égal de celui qui ne savait pas lire, l'homme qui ne savait pas nager : « Nec natat, nec legit » était dans les armées romaines le pendant de notre « propre à rien » (Général Bardin).

En France, le nombre de ceux qui ne savent pas lire est certes bien grand, mais bien plus grande encore est la masse de ceux qui ne savent pas nager, même parmi nos marins pour lesquels l'art de la natation paraît être d'une absolue nécessité. Les Anglais, plus fidèles observateurs des pratiques des Grecs et des Romains, sont encore en cela nos maîtres. Les enfants apprennent vite à nager surtout dans les flots de la mer, quelques femmes se font aussi remarquer par de rapides progrès. Plusieurs se passionnent pour la nage, s'avancent très-loin dans la mer et y séjournent outre mesure. Chaque station a ses hardies nageuses qui deviennent pour ce fait pendant la saison des bains les héroïnes de la plage.

Dans la natation tout le système musculaire entre en exercice, les muscles du tronc et ceux des membres. L'activité déployée par les divers groupes de muscles varie d'ailleurs suivant les attitudes prises par le nageur ou plutôt suivant le mode de natation auquel il se livre.

L'attitude connue sous le nom de *planche* est celle qui exige le moins d'effort musculaire, juste ce qu'il faut pour maintenir le corps raide et cambrée. La progression sur le dos se fait surtout à l'aide de mouvements énergiques des membres inférieurs.

Le mode de natation le plus ordinaire, celui dit en *brasse*, dans lequel la progression a lieu sur le ventre, met à peu près également en jeu les muscles des membres supérieurs et des membres inférieurs, ainsi que ceux de la poitrine et de l'abdomen ; c'est, de tous les modes de natation, le plus hygiénique en même temps que le plus usuel. Le procédé projetant alternativement en avant et en arrière les deux membres supérieurs provoque principalement l'action des muscles de ces parties. Enfin, quel que soit le mode de natation, l'effort musculaire nécessaire, soit pour maintenir le corps en équilibre, soit pour le faire progresser dans l'eau variera suivant la profondeur de la masse liquide, suivant que l'on nagera à la surface d'une eau tranquille ou agitée, suivant que l'on descendra ou que l'on remontera le courant d'un fleuve ou d'une rivière, enfin, si l'on nage dans la mer suivant qu'on aura ou non à lutter contre la vague ou la lame. » (1)

La natation exerce sur l'organisme deux ordres d'effets : ceux qui tiennent à l'immersion du corps dans l'eau et ceux qui se rapportent aux effets de la natation considérés en elle-même. Nous ne dirons rien ici des premiers dont il est largement question en d'autres endroits de ce travail.

D'autre part, la natation comme la gymnastique par les mouvements réguliers qu'elle imprime à toute la machine animale, contribue puissamment au développement du système musculaire, au maintien des proportions harmoniques des parties et à leur fonctionnement normal. Elle exerce une influence favorable sur les grandes fonctions de l'économie : la digestion et la nutrition, la respiration, la circulation et l'innervation. Elle constitue un exercice éminemment hygiénique et des plus propres à conserver la santé et à fortifier l'organisme ; elle convient à tous les individus délicats, lymphatiques, nerveux, à la condition toutefois de ne pas tomber dans l'abus.

La natation exerce également une influence des plus heureuses sur le moral de l'homme en développant le courage qui lui fait braver les périls auxquels il est exposé, la prudence, l'habileté, le sang-froid, qui l'aident à éviter le danger ou à le vaincre, le dévouement enfin qui porte l'homme à exposer sa vie pour secourir son semblable. Combien d'hommes ont échappé à la mort grâce à leur habileté à nager, combien d'autres ont été sauvés par d'excellents nageurs qui joignaient à l'adresse le courage et le dévouement servis par leur confiance en eux-mêmes ! Celui qui se sait bon nageur n'hésite pas à se jeter à l'eau pour sauver un individu qui se noie, et le plus souvent il réussit dans sa tentative ; mais un mauvais nageur qui se dévoue dans une circonstance semblable, fait un acte d'héroïsme inutile et qui n'aboutit ordinairement qu'à livrer à la mort deux victimes au lieu d'une.

Il faut donc apprendre de bonne heure à nager aux enfants dans le but de les fortifier et de les rendre plus tard utiles à eux-mêmes et aux autres ; en outre des cours de natation, comme des cours de lecture et d'écriture, devraient être obligatoires pour les soldats et les marins, de telle sorte que tout

---

(1) Tartivel. — Natation. — Dict. encycl. des sc. médicales.

individu à l'expiration de son service dans l'armée ou la flotte, sache lire, écrire et nager. » (1).

Bain à la lame. — Lorsque les vagues sont agitées, hautes et fortes, le baigneur ne pouvant s'aventurer bien loin dans la mer, reste à une faible distance du rivage et prend alors ce qu'on appelle le bain de lame. Les vagues qui se précipitent en déferlant exercent à la surface du corps une véritable flagellation. Les individus les plus vigoureux supportent difficilement le choc direct de la lame sur l'abdomen ou la partie antérieure de la poitrine, il vaut mieux la recevoir de travers ou sur le dos. Quand le nombre des poussées et des immersions atteint une certaine limite, la fatigue survient rapidement ; le baigneur peut se dérober alors à l'impulsion des vagues en se soulevant par un saut rapide au passage des lames qui se succèdent et le repoussent toujours à quelques pas vers le rivage. Le bain à la lame réunit dans son action les effets du plus grand nombre des moyens usités en hydrothérapie. La fatigue qu'il occasionne est bientôt suivie d'un peu de courbature. C'est un bain plutôt hygiénique que thérapeutique, il exige pour être supporté avec fruit une certaine somme de résistance qu'on ne rencontre pas chez tous les malades faibles, délicats et les valétudinaires, qui viennent sur les bords de la mer précisément pour faire provision de forces.

Bains de mer chauds. — Les bains d'eau de mer chauffée de 25 à 30° peuvent être employés comme les bains des eaux thermales chlorurées sodiques qui ont été signalées plus haut. C'est surtout dans les mers du Nord que l'usage du bain d'eau de mer chauffée s'est répandu pour initier au bain froid et à la lame les enfants et les personnes faibles et impressionnables. Les auteurs qui ont observé et écrit sur les bords de la Méditerranée où cette pratique est rendue moins nécessaire que dans les mers du Nord à cause de la température habituelle de l'air et de l'eau qui font du bain de mer un bain minéral presque tiède ou à température indifférente, ces auteurs ont pu contester l'efficacité de l'eau de mer chauffée et même refuser à ce bain toute espèce d'action.

Quissac dans une publication remarquable du reste et dans laquelle il s'est attaché à démontrer les abus et les dangers de l'usage intempestif des bains de mer prétend, tout en ne donnant du fait qu'il avance d'autre raison que celle de son expé-

---

(1) Tartivel. Loc. cit.

rience personnelle, que l'eau de mer à 27° a perdu toutes ses propriétés. L'eau de mer chauffée ne peut avoir rien perdu de ses sels qui sont fixes et résistent à de très hautes températures

Bien que l'emploi des bains de mer chauds ne soit pas d'une application aussi suivie sur les côtes de la Méditerranée que dans les climats du Nord, on peut toujours les administrer aux enfants et aux vieillards. Ces bains doivent être prescrits, dit Cazenave, toutes les fois que le malade ne peut être exposé à la mer soit à cause de son âge et de sa timidité, soit à cause de la nature même de sa constitution et de sa maladie, soit encore quand certaines conditions atmosphériques empêchent de se mettre à la mer. D'après M. Roccas, une des contre-indications les plus absolues aux bains de mer chauds consiste dans l'existence chez les vieillards, d'une affection des voies urinaires qui deviennent presque toujours plus intenses et plus douloureuses sous l'influence de cette médication. Le catarrhe chronique de la vessie est exaspéré par les bains d'eau de mer chauffée, et d'après M. Roccas peut se convertir en une hématurie inquiétante.

Bains de sable. — Complément utile de la médication marine, l'enveloppement général ou partiel dans le sable chaud et humide est depuis longtemps employé sur les plages de la Méditerranée. Cette pratique connue autrefois sous le nom d'*arénation* est, du reste, très ancienne. Dioscoride et Galien conseillent les applications de sable chaud contre l'hydropisie; Galien rapporte (*De simpl. méd.*) quelques usages du sable de mer chauffé, entre autres ses bons effets dans la guérison d'un flux considérable de matières entretenu, dit-il, par une abondante sérosité dans tout le corps.

Sur la plage de Cette la température du sable s'élève quelquefois au-delà de 70° centigrades, le docteur Viel y a constaté en 1839 une température de 66 et 68 Réaumur ou de 82° 5 à 85 centigrades.

L'action de ce sable chaud se manifeste par une rubéfaction intense de la peau et une sueur abondante au bout d'un quart d'heure d'ensevelissement. Il peut donc être employé comme topique chez les individus atteints d'affections articulaires, d'entorses, de rhumatismes chroniques. Hérodote, d'après le compilateur Oribaze, proposait les applications de sable chaud contre l'asthme humide et la goutte, mais il en interdisait l'usage chez les enfants.

L'enveloppement dans le sable de la plage peut être très utile comme moyen de réchauffement pour les malades refroidis par un séjour trop prolongé dans l'eau, chez lesquels la période de réaction tarde à se manifester. Les enfants en particulier sortent souvent du bain tremblants et cyanosés, ils devraient être alors roulés et ensevelis dans le sable chaud : de cette manière on rappelle à la surface du corps la chaleur trop longtemps concentrée à l'intérieur. C'est à l'aide de frictions énergiques suivies d'un enveloppement dans le sable qu'il nous a été possible de rappeler à la vie un jeune garçon de 10 ans retiré un jour de la mer dans un état voisin de l'asphyxie complète. Nous empruntons au docteur Marchant quelques règles concernant les bains de sable : le sable « dans lequel se creuse la fosse destinée à servir, en quelque sorte, de baignoire, doit être visité par la mer de temps en temps. S'il était lavé trop souvent par l'eau salée il ne serait pas bon : s'il ne l'était pas du tout il serait privé de sel comme celui qui forme les dunes et il manquerait quelque chose à son action. L'essentiel est donc que les fosses soient pratiquées une demi-heure ou une heure avant le bain, car il faut que le sable soit bien séché et fortement chauffé par le soleil. Ainsi préparée, on entre dans la fosse dans la plus complète nudité ; et alors on vous couvre le corps, petit à petit de deux pouces de sable environ, pour rester exposé à l'ardeur du soleil tout le temps qu'on peut le supporter, ayant soin seulement de s'abriter la tête au moyen d'un parasol ou de quelques branches de feuillage. Les bains sont partiels ou généraux ; mais plus l'excitation est étendue, plus elle est efficace. »

Bain de vase.—C'est encore dans les mers du Nord que les bains de limon marin ont été tout d'abord institués. Ce sont de véritables bains de boue minérale analogues aux bains de vase utilisés dans certains établissement d'eau minérale. Cette forme de traitement de même que les bains mer chaud, sont, il est vrai, peu usités chez nous. « Tandis qu'en France, en Angleterre, en Hollande et en Belgique les bains d'eau de mer chauffée sont une exception, ils sont la règle en Suède et l'usage d'augmenter l'action du bain par des frictions de vase ou de boue minérale marine parait si répandu en Scandinavie qu'il fait pour ainsi dire partie de la cure du bain de mer » (1).

Application topique de plantes marines.— On a récemment préconisé les applications topiques de plantes réduites en pulpe. Ces plantes appliquées en fomentation comme des cataplasmes nous ont donné des effets résolutifs prononcés

---

(1) De l'emploi de la vase dans les bains de mer de la Suède. — H. Dor. Strasbourg 1881. in-8°. — Cité par Dutrouleau.

dans certains cas de tumeurs blanches au premier degré résultant d'entorses négligées chez des enfants scrofuleux.

Pansements à l'eau de mer. — L'application de l'eau de mer sur les ulcérations ou les plaies qui sont encore le siège d'un travail inflammatoire doit être absolument proscrite, le chlorure de sodium ne pouvant qu'entretenir l'irritation déjà existante. Mais quand les ulcères présentent une couleur blafarde, quand les trajets fistuleux sont depuis longtemps le siège d'un écoulement séreux, quand ces affections ne s'accompagnent pas de douleurs et restent stationnaires, quelques applications d'eau de mer nous paraissent un stimulant favorable pour réveiller leur vitalité, et les faire entrer dans une période franchement inflammatoire.

Injections rectales ou lavements. — On sait que le sel de cuisine dissous dans l'eau est un anthelmintique efficace. L'eau de mer poussée dans le rectum et conservée pendant quelques instants, analogue à la préparation autrefois usitée sous le nom de lavement purgatif salin du pauvre, fait contracter les tuniques musculeuses du rectum, et évacue sûrement les dernières voies intestinales. Chez les individus habituellement constipés, elle suffit à ramener des selles spontanées et régulières peudant plusieurs jours.

Injections vaginales. — L'eau de mer peut être aussi projetée dans le vagin de la même façon que tous les autres liquides médicamenteux et pour cet usage il n'est pas besoin d'appareils spéciaux et différents des injecteurs ordinaires. Ces injections sont stimulantes et peuvent être utilisées comme nous le verrons plus loin dans le 2ᵉ degré de la métrite chronique. Mais l'emploi de ce moyen exige la plus grande circonspection de la part de la malade et du médecin.

Pour compléter l'étude des divers modes d'application de l'eau de mer, il nous resterait à parler des affusions, douches, lotions, pédiluves, etc., mais nous ne pouvons refaire ici des descriptions que l'on trouve accompagnées d'un véritable luxe de détails dans tous les traités d'hydrothérapie. Ce qui a été dit des propriétés physico-chimiques de l'eau de mer nous dispense de nous étendre davantage sur des applications que le médecin dirige toujours selon les diverses indications à remplir. Je me bornerai à rappeler les conclusions de mon Étude sur les bains de mer dans le traitement des affections des yeux et dont lecture a été donnée au Congrès algérien pour l'avancement des sciences (1881) : « L'Eau de mer et quelquefois l'atmosphère marine ont une action locale irritante et résolutive qu'il faut surveiller avec le plus grand soin. Très efficace quand l'inflammation reste à l'état chronique, qu'elle est torpide et indolente, elle devient très dangereuse, au contraire, quand cette inflammation entre dans la phase aiguë. Le médecin devra donc exercer sur les malades une surveillance constante et éclairée de tous les instants. »

Action physiologique des Bains de mer

Pour bien comprendre l'action tout entière des bains de mer sur l'économie, nous devons admettre que l'individu qui vient passer une saison sur la plage n'habite pas ordinairement la côte ; qu'il est aussi étranger à son climat qu'à son atmosphère et aux autres influences maritimes.

Cette particularité est une notion bien comprise à Cette, où il est admis même par le vulgaire que le bain de mer a un effet moins prompt et moins efficace pour le Cettois, constamment plongé dans une atmosphère maritime et dans un bain à demi-marin, tandis que les montagnards en ressentent dès leur arrivée une secousse appréciable.

Certains habitants du littoral, doués d'une constitution nerveuse très-prononcée, ne sauraient prendre un seul bain de mer sans en ressentir des phénomènes d'excitation parfois intolérables. Les habitants des plaines basses de la côte voient leurs fonctions heureusement modifiées par le séjour des montagnes, et à l'inverse les habitants de ces dernières viennent plus souvent profiter de l'action réellement thérapeutique du climat de la mer.

Cela posé, nous rangerons sous trois chefs principaux les effets de la médication marine, selon qu'ils se rapportent à son action dynamique, calorique, et minéralisatrice. Ce n'est guère que par la pensée et pour les besoins de l'analyse qu'on peut isoler sous ces trois chefs les actions respectives si complexes de l'eau et de l'air de la mer.

Ce que l'on fait à la mer, dit M. Durand Fardel, c'est de l'hydrothérapie plus peut-être qu'une médication minérale ; les bains les plus courts sont les plus efficaces, et ce qu'on recherche le plus souvent c'est la réaction. Cette réaction a pour élément la température froide de l'eau, l'agitation de la mer et la minéralisation.

Il est un point du traitement thermo-minéral sur lequel bon

nombre de praticiens ont insisté après Bordeu, c'est qu'indépendamment des effets propres aux eaux minérales elles-mêmes, il existe dans la médication marine un autre ordre de phénomènes qui exercent une grande influence sur les fonctions les plus élevées de l'organisme et contribuent puissamment à changer les dispositions physiques et morales du baigneur.

Les impressions que la route parcourue a laissées à l'individu qui arrive au bord de la mer, l'aspect de cette immensité en face de laquelle l'imagination se trouve confondue et anéantie, ces sentiments de contraste que fait toujours naître la contemplation des grands tableaux de la nature, l'étonnement que produit le milieu tout nouveau, un air pur que la poitrine aspire pleins poumons, ajoutez à cela les sensations si variées que procurent les premiers bains, souvent accompagnés chez l'enfant et le baigneur novice d'un certain degré de frayeur, le balancement rhytmique à toute la masse du corps par les ondes de la mer, le choc, la flagellation, l'impulsion produite par de plus fortes vagues, le repos et le calme de la plage, après le bain, ces heures tranquilles où s'établit la trêve des luttes pour la vie, un séjour paisible, calme et sans souci qui pour un temps convient si bien à la santé ébranlée par les tracas sans cesse renaissants d'une vie fièvreuse ou par les mauvaises conditions hygiéniques au milieu desquelles s'étiolent la plupart des habitants des villes, tels sont les moyens dynamiques et moraux que la nature met en œuvre pour conserver et rétablir la santé aux bords de la mer.

Ces ressources étaient très-appréciées de Bordeu dans le traitement des maladies chroniques : « Le traitement des eaux minérales employées à leurs sources, dit-il (1), est sans contredit de tous les secours de la médecine le mieux en état d'opérer, pour le physique et le moral, toutes les révolutions nécessaires et possibles dans les maladies chroniques. Tout y concourt, le voyage, l'espoir de réussir, la diversité des nourritures, l'air surtout qu'on respire et qui baigne et pénètre les corps, le changement de sensations habituelles, les connaissances nouvelles qu'on fait, les petites passions qui naissent dans ces occasions, l'honnête liberté dont on jouit, tout cela change, bouleverse, détruit les habitudes d'incommodités et de maladies, auxquelles sont surtout sujets les habitants des villes. »

On ne peut le nier, ils sont tous plus ou moins affectés de quelques passions qui tiennent en échec les mouvements de

(1) Recherches sur les maladies chroniques. — Bordeu. — Paris, an IX, page 19.

'économie animale. Il serait permis de les comparer à des espèces de somnambules, dont les goûts pour les fonctions naturelles sont distraits et mal dirigés, qui ne respirent, n'entendent, ne voient et ne digèrent qu'à demi ; qui sont perpétuellement pressés, tiraillés, irrités et du côté de la tête et du côté du cœur et de celui de l'estomac ; qui sont sans forces, sans sommeil, ennuyés, épuisés, engorgés de sucs étrangers à la santé, dans un orage perpétuel, sur le fait des sensations, agités par des projets forcés, écrasés par des pertes et de malheurs qu'une excessive sensibilité leur grossit. Ces détraquements habituels de la partie sensible énervent les fonctions, entretiennent et aggravent les maladies longues et lentes; celles-ci les multiplient et les rendent rebelles, en ôtant le courage, l'espoir, la patience, cette précieuse insensibilité, qui font naître le bon sens, la paix de l'âme et la bonne santé.

Un voyage sur mer, à la campagne, en pays étranger, les danses, les courses, l'équitation et les autres secours de la gymnastique partagent avec les eaux minérales les avantages dont il vient d'être question. Aussi les habitants des villes ne peuvent-ils mieux faire que de se livrer à tous ces exercices, et de fuir dans les belles saisons, leurs demeures singulièrement nuisibles à leur santé, mais si utiles à plusieurs de leurs besoins et de leurs passions. Aussi Brown, médecin philosophe, fort éloigné de toute opinion superstitieuse, a-t-il à bon droit regretté les pèlerinages qui firent autrefois un des exercices de nos pères. »

Lorsqu'il est question d'un traitement thermal, il faut toujours tenir compte des circonstances hygiéniques que comportent le déplacement, les conditions nouvelles d'altitude, de climat, de genre de vie. Il y a là des éléments d'action sur l'organisme quelquefois considérables que l'on ne doit point perdre de vue, bien qu'on en ait souvent exagéré l'importance. — Durand Fardel. (Les indications des eaux minérales et leurs actions thérapeutiques. — Bulletin ther., juin 1878)

A la question du changement d'air se rattache l'action physiologique de l'atmosphère marine sur le dynamisme vital ou l'ensemble des fonctions organiques. Tous les auteurs qui se sont occupés des bains de mer ont fait remarquer l'action prépondérante de l'atmosphère marine sur la respiration.

« Il y aurait, dit le docteur Gaudet dans un ouvrage des plus pratiques, un long chapitre à faire si on voulait étudier les influences salutaires qu'exerce particulièrement sur les enfants l'habitation des bords de la mer pendant les trois mois de l'été. » Pour nous, les effets du bain d'air salin nous paraissent tout aussi efficaces pour le travail de reconstitution organique des enfants ou des femmes fatiguées par une longue maladie, que ceux qui résultent de l'immersion dans l'eau. A peine arrivé sur le bord de la mer le baigneur sent dilater sa poitrine et ses poumons aspirent un souffle vivifiant. Nuit et jour il est plus ou moins plongé dans cette nouvelle atmosphère, tandis que l'eau de mer, loin d'agir d'une manière incessante, n'exerce qu'un contact momentané sur l'enveloppe cutanée, suivi, il est vrai, d'une impression profonde.

On peut ajouter que cette lacune médicale a été heureusement comblée par le D' Brochard (1) qui, dans un ouvrage couronné par l'Académie de médecine, a fait ressortir le bien que les bains de mer produisent chez les enfants. « Cet ouvrage, a dit Velpeau (2), à l'Académie des sciences, est très-intéressant, il est fait par un praticien fort expérimenté, dont les avis doivent être pris en sérieuse considération. »

D'autre part, les principes qui constituent l'atmosphère de la plage participent de la composition des eaux de la mer et, par ses propriétés physiques, comme par sa composition, l'air des bords de la mer exerce son action spéciale.

Le bain d'air marin agit donc sur l'organisme par sa température, par sa densité, par ses principes constituants et par ses propriétés météorologiques.

Plus dure, plus dense, plus lumineuse, d'une température plus constante que l'atmosphère terrestre, incessamment renouvelée par la brise et par les vents qui règnent sur les côtes, l'atmosphère maritime agit sur tous les organes et modifie profondément toutes les fonctions de l'économie. Elle tonifie la peau et les muqueuses, fournit à la respiration des éléments plus réparateurs et rend l'hématose plus complète. L'intensité de la lumière sur le bord de la mer joue un rôle immense dans cette stimulation générale. Sous toutes ces influences vivifiantes, la peau se colore, se vascularise, les fonctions respiratoires se font plus facilement, les organes profonds se dégorgent, le système musculaire lui-même acquiert une énergie inaccoutumée. L'appétit, continuellement excité par l'air salé, que les enfants respirent sans cesse, devient beaucoup plus vif, les fonctions digestives prennent de l'activité et régularisent les fonctions si importantes, et si souvent viciées chez les enfants, de l'assimilation et de la nutrition. Les qualités physiques que possède l'atmosphère maritime, les phénomènes météorologiques dont elle est le siége lui donnent une action toute spéciale sur l'organisme. Plus fraîche en été, plus chaude en

---

(1) Des bains de mer chez les enfants. Paris 1876.
(2) Académie des sciences. Compte-rendu, 26 septembre 1876.

hiver que l'atmosphère terrestre, elle est éminemment propre à modifier les fonctions de la peau et de la muqueuse-bronchique chez les enfants qu'ont étiolés l'air impur des grandes cités et l'atmosphère trop concentrée des appartements modernes (1).

L'humidité fraîche de la brise de mer est loin d'amener une sensation de froid aussi intense que l'air frais de l'intérieur des continents. La sensation est plus douce sur les bords de la mer et moins désagréable qu'en pleine terre. On peut dire de l'air marin ce qu'on a dit de l'eau de la mer ; elle mouille mais elle n'enrhume pas aussi facilement que l'eau douce. Un certain nombre de pêcheurs du quartier de Cette, atteints de douleurs rhumatismales, nous ont assuré qu'ils ressentent moins de douleurs lorsqu'ils sont mouillés par l'eau de mer que par l'eau de pluie ou l'eau douce. L'eau de mer, disent-ils, ne donne pas de rhumatisme. De même la brise de mer rafraîchit, mais ne fait pas tousser. Il ne faut pourtant pas laisser les enfants ou les poitrines délicates exposés trop longtemps sur la plage après le coucher du soleil. Les phthisiques ne doivent y séjourner à aucun prix.

Nous avons vu plus haut que le climat d'Alger présente un caractère plus maritime que celui de Cette : l'haleine de la mer y est douce et tiède, le fond de la rade et le coteau de Mustapha-Inférieur, où vient mourir la brise de mer, convient surtout aux tuberculeux qui ne s'accordent pas si facilement aux vents marins quelquefois impétueux qui abordent la Pointe-Pescade et les faubourgs de St-Eugène.

L'air est plus dense au bord de la mer que sur les hautes terres des continents. La différence de pression atmosphérique n'est pas assez prononcée quand on descend de quelques centaines de mètres d'altitude vers la mer, pour produire dans les mouvements de la respiration des modifications d'une certaine intensité. Cependant, 1000 mètres d'oscillation dans le sens vertical opèrent des transformations considérables dans l'ensemble de nos fonctions. Mais les variations légères de la pression barométrique qui sont sans influence sur l'homme sain, acquièrent tout de suite une importance considérable dans certains cas pathologiques, surtout quand ces variations s'exercent d'une manière constante et prolongée.

C'est que l'organisme malade est un réactif autrement sensible et délicat que celui chez lequel le cours des fonctions nutritives et vitales s'effectuent d'une manière sûre, régulière et sans trouble.

---

(1) Brochard. *Loco cit.*

D'après la loi de Mariotte, la densité de l'atmosphère est en raison directe de la pression barométrique, ou plutôt la tension du gaz augmente quand son volume diminue, c'est-à-dire avec sa densité. Un air plus dense est plus riche en oxygène et en azote, et la quantité des principes gazeux inspirés est plus considérable.

M. Paul Bert a prouvé que les phénomènes produits par l'augmentation de la pression barométrique sont dus à l'accroissement de tension de l'oxygène et à l'augmentation de proportion de l'oxygène du sang. — Les nombreux et intéressants travaux faits depuis le commencement du siècle et si ardemment poursuivis de nos jours, sur la qualité et la quantité des gaz contenus dans le sang, études si importantes pour les théortes des combutions respiratoires, ont démontré que la richesse du sang en oxygène est soumise à de nombreuses variations. Cette richesse moyenne oscille entre 15 et 18 pour 100 d'oxygène. Elle diminue lorsque la pression barométrique baisse, et alors se produit l'état d'anoxyhémie (Jourdanet), dû à l'insuffisance de ce gaz, tandis que si la pression barométrique augmente, la quantité d'oxygène dissous dans le sang s'accroît aussi. Mais cette quantité est loin d'être proportionnelle à la pression, et en cela elle échappe à la loi de dissolution des gaz dans les liquides.

L'oxygène de l'air s'unit par une sorte d'affinité à l'hémoglobine des globules rouges du sang : cette combinaison est favorisée encore par la force de pression ou la tension du gaz, les hématies, ces véhicules d'oxygène transportent ce gaz vivifiant jusque dans la trame des tissus et activent ainsi les processus chimiques de la nutrition.

Dans les expériences du laboratoire, on voit le sang extrait des vaisseaux se dépouiller très-difficilement de son oxygène par l'action du vide, à cause des propriétés absorbantes énergiques dont le globule sanguin est doué pour ce gaz ; et si l'on fait l'expérience inverse, on s'aperçoit que, sous l'influence d'un excés de pression, le sang s'enrichit facilement d'oxygène.

Mais l'expérimentation faite sur l'animal vivant donne des résultats contraires à cause de l'activité physiologique du globule sauguin qui, loin de se saturer d'oxygène sous l'influence d'une augmentation de pression, a plutôt une tendance à se débarrasser des gaz qu'il avait en excés.

C'est ainsi que dans le sang vivant dans les vaisseaux une augmentation de la pression atmosphérique ne fait pas augmenter aussi rapidement la tension des gaz dissous que dans le sang extravasé, ce dernier ne pouvant se débarrasser de celui qu'il a déjà absorbé et qui est un obstacle pour une atmosphère nouvelle.

L'accroissement de pression atmosphérique donne donc de la suractivité aux combustions intérieures. MM. Mathieu et Urbain ont trouvé en effet qu'à un accroissement de pression barométrique de 734 à 764 et 749 millimétres, correspond non-seulement une augmentation de l'oxygène absorbé par les globules, mais encore un accroissement corrélatif d'acide carbonique, dissous en majeure partie dans le sérum. Ce qui prouve des phénomènes d'absorption et d'exhalation plus énergiques.

En raison de la pression atmosphérique, dit Michel Levy, nous absorbons sur mer, par le même nombre d'aspirations, une plus grande quantité d'oxygène qne sur le haut des montagnes; car les quantités d'oxygène inspiré et d'acide carbonique exhalé par les poumons varient suivant la pression barométrique. Riche de lumière, ventilé presque incessamment par les brises, pur de toutes les émanations délétères, moins chaud en été, moins froid en hiver, l'air maritime doit peut-être à l'humidité saline qui imprègne ses couches inférieures des propriétés particulières, jusqu'à présent mal appréciées : il est certain qu'il agit favorablement sur les constitutions molles et lymphatiques.

A cette action éminemment nutritive de l'air marin, on peut ajouter les effets dynamiques proprement dits, produits sur les organes de la vie de relation. Nous voulons parler des impressions mécaniques, produites par le bain lui-même, par le choc des vagues, par les exercices musculaires, tels que la natation, la promenade sur la plage ou sur mer.

Nous avons déjà parlé de l'importance hygiénique de la natation et de l'utilité de son apprentissage aux bains de mer, surtout pour les enfants. Voici ce que disait à ce sujet le professeur Lallemand, de Montpellier, en 1864, dans la *Gazette des eaux*. « La natation doit tenir le premier rang parmi les exercices obligatoires, à cause de son importance sous tous les rapports, car c'est un de ceux qui dépensent le plus de forces, qui exercent le plus les muscles de toutes les manières, l'un de ceux qui développent le plus l'adresse et la force.

L'action de l'eau froide pendant que le corps est en mouvement est aussi d'une grande utilité pour l'économie animale. On sait combien l'usage des bains froids est tonique par la sensation qu'ils excitent à la peau, par l'énergie qui en résulte dans les fonctions des membranes muqueuses si intimement liées à celles de la peau, dès que la constitution est assez robuste pour résister avec avantage à la soustraction de la chaleur animale. Les luttes fréquentes contre l'action du froid habituent peu à peu l'économie à réagir énergiquement pour maintenir l'équilibre et finissent par soustraire la peau à cette fâcheuse susceptibilité qui la rend impressionnable au moindre changement brusque de la température. C'est surtout quand la vie est exhubérante, que la réaction produite par les bains froids est facile et salutaire. C'est alors aussi qu'un instinct naturel porte à la rechercher. La simple immersion dans l'eau froide offrirait déjà de grands avantages, mais la natation rend les bains froids autrement fructueux par la réaction qu'elle favorise. Tous les muscles y prennent part de la manière la plus variée et la plus continue, car le moindre repos menacerait l'existence.

Il n'y a donc pas d'exercice plus favorable à la vigueur de la constitution et à la régularité des formes, au développement de l'adresse et de la force. »

C'est en sortant des gymnases et encore couverts de poussière et de sueur que les jeunes romains se jetaient dans le Tibre. Ainsi se formait et s'entraînait la robuste jeunesse des maitres du monde.

Mais ces pratiques, d'une rigueur toute spartiate, ne peuvent pas être mises en usage par tous les baigneurs.

Les individus faibles, les convalescents peuvent les remplacer par des exercices plus modérés. Les promenades sur la plage seront alors un accessoire du bain, et très-utiles à la santé. Ren ne paraît plus propre à rétablir le cours normal des sécrétions et des excrétions comme l'action tonique de l'air salin qui, pendant plusieurs heures, imprègne tout le corps.

Les ports de Cette et d'Alger présentent chacun au baigneur, indépendamment de leurs plages, des promenades agréables, passé l'heure du bain. Sur le rivage, les enfants peuvent piétiner et marcher dans l'eau qui s'échauffe au contact du sable, et les personnes plus avancées en âge ou souffrantes y trouveront un précieux délassement. « Soi pourmener près la mer et naviguer près la terre, s'écriait Panurge (après avoir essuyé sa tempête) estre chose la plus seure et délectable. » (1)

C'est en se promenant sous les ombrages du lycée qu'Aristote dissertait avec ses disciples. De profonds penseurs ont souvent ressenti le besoin de la marche, et plusieurs écrivains ont conçu et élaboré en marchant les plus beaux de leurs ouvrages. Rousseau dit dans ses confessions : La marche a quelque chose qui anime et qui avive nos idées, je ne puis presque plus penser quand je reste en place. Il faut que mon corps soit en branle pour y mettre mon esprit. »

Les promenades en mer sont un des plus grands attraits du baigneur et ne nécessitent aucun effort. Elles conviennent surtout aux enfants et aux personnes délicates. Le mouvement

---

(1) Rabelais, — Edition Garnier. Paris 1877.

d'ondulation de la chaloupe, sa progression plus ou moins rapide sous l'effort de la brise et les sensations multiples et in-
solites de ces promenades sont des plus salutaires. Les anciens
médecins les appréciaient beaucoup. D'après Suétone, elles
étaient un des délassements favoris de l'empereur Auguste
quand il voulait se reposer de ses travaux. « Si quo mari per-
venire posset, potius naviguabat. »

Action calorique.— Tout corps plongé dans un liquide
obéissant à la loi d'équilibre des températures se refroidit ou
s'échauffe de la même quantité de calorique qu'il en cède ou
en soustrait à ce liquide, et cette diminution de chaleur n'est
pas seulement sensible à la surface de la peau, mais encore
à l'intérieur, dans les liquides du corps.

Bien que la température du sang n'oscille qu'entre des limi-
tes très-faibles, il résulte des recherches prolongées de M. Re-
nou, que les bains froids, notamment les bains de rivière,
peuvent le refroidir au degré le plus élevé. Il a ainsi obtenu
quelquefois sous la langue, une température de 35°80 et dans
l'urine 36,35, tandis que la moyenne générale pour tout le
corps, est habituellement chez cet auteur de 36°80.

Pourquoi la réfrigération est-elle plus subite dans l'eau que
dans l'atmosphère, alors que les deux fluides sont le plus souvent à une température presque identique ? C'est une simple
question de physique. Malgré la faible conductibilité des liquides comme des gaz pour la chaleur, les liquides sont meil-
leurs conducteurs, moins isolants que les gaz et soustraient
alors plus rapidement la chaleur.

En outre, l'eau dont la densité est à celle de l'air dans le
rapport de 1,000, à 1,3 renferme sous le même volume un plus
grand nombre de molécules, qui, mises en contact avec la peau,
lui enlèvent plus de chaleur dans le même temps.

Enfin la chaleur spécifique de l'eau qui est prise ordinairement pour unité, est supérieure à celle de tous les corps simples ou composés connus, si ce n'est l'hydrogène [(chal. spéc.
3,409 — Regnault) — (ibid. chal. spéc. de l'air — 0,23741)], qui
a une chaleur spécifique trois fois et demie plus forte et entre
du reste pour deux atomes dans sa constitution.

L'eau est donc le corps que la nature nous offre comme
absorbant le plus de chaleur pour s'échauffer, c'est aussi le
meilleur réservoir de calorique.

Au moment de l'immersion, l'impression du froid est ordinairement vive, mais elle varie selon les individus et les circonstances et ce n'est pas tant par le thermomètre que par le
degré de sensibilité qu'il faut juger des sensations thermiques

du bain. « Les progressions ascendantes ou descendantes de la température perçue dans le bain, dit Michel Levy, le thermomètre sert mal à les déterminer. La sensibilité individuelle le remplace, c'est elle, c'est-à-dire le moi impressionné dans la peau et réagissant par les centres nerveux, qui prononce sur l'effet thermique du bain et le reconnait froid, frais, tempéré, chaud suivant la manière dont elle s'y trouve affectée. »

Nous disons souvent qu'un corps est froid, tiède ou chaud, sans que ces désignations correspondent toujours aux mêmes indications thermométriques. Quand un objet soustrait de la chaleur à la peau, nous disons qu'il est froid et chaud quand il lui en communique. Le zéro de notre sensibilité correspond à la température habituelle de notre peau, de 35 à 36° et souvent au dessous. Donc un bain au dessous de cette ligne neutre, nous paraîtra tempéré, frais ou froid, d'autant plus que la température du bain sera plus basse et celle de notre enveloppe cutanée plus élevée. Une peau sèche et chaude perdra plus de chaleur et aura une sensation de froid plus forte qu'une surface cutanée moite ou recouverte d'une légère sueur qui déjà contribue par une évaporation préalable à rafraichir le tégument. C'est pour cette raison que chez l'individu en santé l'immersion du corps en sueur est moins pénible. Dans le bain pris sur la plage de Cette, par le vent du Sud, la déperdition de chaleur est lente d'abord dans l'eau à cause de son élévation relative de température, puis dans l'air à cause de son état de saturation qui met obstacle à l'évaporation cutanée ; c'est alors un bain presque tiède : mais par le vent du nord, alors que la température de l'eau tombe de 18 à 20 degrès centigrades, que l'atmosphère est desséchée par le mistral, la peau perd rapidement son calorique sous l'eau comme à la surface et le corps se refroidit. C'est pourquoi quelques moments après la sortie du bain, si l'on replonge une partie du corps déjà refroidi, la main, le pied dans l'eau, celle-ci paraît agréablement tiéde, tandis qu'elle était glaciale à la première immersion.

Il y a donc selon mille circonstances une sorte d'échelle de tolérance individuelle qui sert à déterminer pour chaque baigneur la durée du bain, et les conditions de son administration.

Le premier sentiment de froid est le plus important des phénoménes à considérer chez le baigneur. Puisque nous étudions les effets physiologiques dus à l'élément chaleur, nous supposons bien entendu que le sujet se trouve dans les conditions physiologiques ordinaires, c'est-à-dire en état de bonne santé.

Le frisson initial est moins vif et moins prolongé si l'on se
jette tout d'un coup et la tête la première. On évite de la sorte
ces violents maux de tête qui surviennent si souvent quand on
entre dans l'eau d'une manière lente et graduelle. Dans ces
dernières conditions, le sang refoulé de la périphérie et des
parties refroidies vers les organes centraux, et vers la tête
quand celle-ci n'a pas été préalablement immergée, produit
la congestion du cerveau et de la céphalalgie. Si on passe entre deux eaux la tête en avant, ou bien si on fait le plongeon
la tête en bas, la sensation de froid est également répartie
dans tout le corps.

Cette première impression est accompagnée d'un sentiment
de concentration générale, dont les causes physiques sont la
soustraction de la chaleur cutanée et la compression de l'eau à
la surface du corps, mais cette dernière cause est infiniment
moins efficace que la première. « Le froid, dit Virey, concentre
la vie des végétaux et des animaux à leur intérieur et s'oppose
à leur développement ; mais, à moins d'être excessif, il ra-
masse et augmente puissamment leurs forces et les rend plus
énergiques au dedans. » Dans l'eau froide, le thorax et l'épigastre sont étreints comme dans un étau. Le sang renvoyé
vers le poumon et le cœur rend la respiration laborieuse, hale-
tante. Le cœur bat d'abord avec force pour surmonter l'obstacle apporté par l'afflux du sang, puis le pouls devient petit et
dur à cause de la contraction exagérée des artères. Les capillaires sous-cutanés, vides de sang, laissent voir dans toute sa
pâleur la peau du visage et du reste de la surface du corps, tandis que les muqueuses des cavités, celles de la bouche et des lèvres, prennent une coloration livide, violacée. Un spasme général
s'empare des muscles; les fibres contractées du derme s'érigent
en chair de poule ; le tremblement des membres, le claque-
ment des dents traduisent les contractions redoublées des muscles de la vie de relation. Les muscles organiques participent
aussi à cette excitation, les contractions de la vessie font naître le besoin d'uriner, bientôt favorisé par la suppression de la
perspiration cutanée, sinon par une certaine absorption de liquide.

La cause de tous ces phénomènes n'est pas seulement physique, ce sont autant de réflexes provoqués par le contact des
couches liquides refroidies.

Leur intensité a pour deuxième facteur le degré de sensibilité réactionnelle de l'individu, dont il a été question plus
haut.

L'immobilité dans le bain et le mouvement de la vague qui
apporte sans cesse de nouvelles couches d'eau à basse température, sont des conditions favorables au refroidissement.

La période de froid ne doit pas se prolonger au-delà de quelques secondes à quelques minutes. Elle est d'autant plus courte que le sujet est fort, sanguin, que par des mouvements bien tendus, par l'exercice de la natation, il fait appel à d'autres sources de calorique et qu'il ne reste pas immobile, la moitié du corps dans l'eau jusqu'au diaphragme et l'épigastre, et la poitrine exposée à l'air, surtout si cette partie est déjà mouillée.

Au bout de quelques instants, la sensation du froid diminue peu à peu, l'eau paraît de plus en plus tempérée.

C'est alors qu'un nouvel ordre de phénomènes physiologiques, désignés sous le nom de réaction commence. Les ressorts de la machine animale, jusqu'ici tendus, reprennent leur situation et la dépassent ; l'organisme, luttant contre la cause réfrigérante qui avait momentanément troublé son jeu, rend à ses fonctions leur cours régulier : ainsi l'exige l'ensemble des lois physiologiques, autrefois personnifiées sous le nom de force vitale, et qui constitue le caractère le plus élevé des actes physiologiques

Le sang retourne des centres vers la périphérie, la douce chaleur se fait sentir aux nerfs de la peau. Le tégument tout entier prend quelquefois, à ce moment, une coloration rouge due à l'injection des capillaires sous-cutanés. On a vu cette coloration suivie d'accidents congestifs et nerveux assez graves. MM. Tourraine, Bédié, Grandjux, Pugibet ont relevé des cas où cette injection des capillaires sous-cutanés était le signe précurseur de congestion des viscères les plus importants de l'économie.

C'est dans la réaction que réside la puissance physiologique du bain. Elle est le plus souvent spontanée au bout d'une ou plusieurs minutes ; mais chez les individus faibles ou bien lorsque la période de dépression a été trop profonde ou trop prolongée, elle peut tarder à se faire sentir. Il faut alors la provoquer, par les moyens indiqués plus bas.

Toutes choses égales d'ailleurs, chez un homme robuste, en vertu de l'axiome dynamique applicable à ce cas de biologie, « la réaction est proportionnelle à l'action », elle sera d'autant plus accusée que la cause perturbatrice aura agi plus profondément. C'est ainsi que le bain froid à 18 degrés provoque une réaction plus intense qu'un bain à la température de 22 ou 25°; et l'eau salée par l'action excitante des sels sur la peau est plus efficace que l'eau douce à la même température.

Au moment ou la réaction commence, le contraste des impressions suscite un bien-être indispensable. Ce sentiment est accompagné de mouvements d'expansion qui se traduisent

souvent chez certains baigneurs par des éclats de rire sponta-
nés et sans le moindre motif. Si l'on prolonge le séjour dans
l'eau froide ou si l'on renouvelle à plusieurs reprises les immersions du corps, les phénomènes de dépression et de réaction se répètent, oscillent, mais les réactions consécutives ne
sont jamais si intenses que la première. Chaque vague les renouvelle. A la longue, l'habitude finit par émousser la sensibilité.

Lorsque pour une cause dépressive quelconque, la période
de concentration persiste, la réaction ne s'effectue pas ; le baigneur reste pâle et violacé, le tremblement des membres et les
contractions répétées de la mâchoire ne cessent pas; il doit sortir de l'eau et appeler la réaction par tous les moyens excitants
et toniques : air chaud, couvertures de laine, ensevelissement
dans le sable brûlant, frictions, massage, vin généreux et cor-
diaux à l'intérieur.

C'est surtout aux âges extrêmes de la vie, chez les individus
affaiblis par l'âge ou chez les enfants que l'on a besoin de
recourir à ces adjuvants. Les vieillards en offrent sans contredit moins d'occasions que ces derniers.

Du reste, ces accidents sont assez rares dans la Méditerranée, le climat y est moins rude que sur les côtes des mers du
Nord et s'oppose à un refroidissement aussi rapide. Sur les
plages de Cette et à plus forte raison sur celles d'Alger, bon
nombre de baigneurs restent impunément près d'une heure
dans l'eau, d'autres prennent deux bains par jour assez pro-
longés sans en être incommodés et cela pendant toute la durée de la saison.

Dans le tableau que nous venons d'esquisser, à grands traits,
des premiers effets caloriques du bain, nous remarquons deux
phénomènes consécutifs et opposés. L'un est un fait de dépression générale, de concentration avec lequel la vie serait in-
compatible, l'autre de surexcitation et de réaction finale par
lequel les fonctions organiques se relèvent et reprennent leur
harmonie. Ces phénomènes ont une certaine analogie avec les
manifestations de l'accès fébrile.

Résumons en quelques mots l'action physiologique du
bain de mer : Le froid refoule le sang vers les organes splanchniques, ceux-ci le renvoient à son point de départ
et ainsi de suite. La trame organique est arrosée par ce va et
vient de liquide nutritif, sa constitution moléculaire se modifie
et son activité s'accroit. D'autre part, un air plus riche, véritable *pabulum vitæ*, alimente les poumons qui redoublent leurs
mouvements d'inspiration et d'expiration. Les échanges gazeux
entre l'air et le sang en sont augmentés. Les globules du sang
apportent aux tissus une plus grande quantité d'oxygène, qui

active les combustions intérieures et remplace l'acide carbonique exhalé en plus grande abondance. A leur tour, les centres nerveux traversés par un sang plus vivifiant, suractivés, viennent apporter aux fonctions nutritives et caloriques une excitation nerveuse plus puissante. Cercle vital dans lequel tous les systèmes sont solidaires et s'enchaînent les uns aux autres pour concourir dans leur ensemble au jeu régulier de la vie.

Action minéralisatrice. — Cette action tient à l'absorption des principes salins contenus dans l'air et l'eau de la mer, et surtout à l'action topique que ces principes exercent sur la surface cutanée. Est-ce en traversant la peau ou par un simple contact avec cette membrane que le liquide des bains exerce son influence sur l'organisme? C'est une des questions les plus controversées de la physiologie. Le problème est des plus complexes et susceptible de plusieurs solutions qui varient soit avec la température, soit avec la composition des bains. M. Lefort a trouvé dans les urines de divers baigneurs les uns se baignant tous les jours et les autres respirant seulement l'air de la plage, deux et trois fois plus de chlorure de sodium que dans les cas ordinaires. L'absorption par la muqueuse pulmonaire est moins contestable.

Voici le résultat des recherches de M. Lefort sur les urines de quatre sujets faisant usage de la médication marine, deux dans un état physiologique, deux dans un état pathologique grave :

1re expérience : Sujet bien portant prenant des bains froids de cinq minutes et arrivant à Dieppe :

Urine de la boisson .... 1.213 } 1 gr. 832 de chlorure de
Urine du matin............ 2.451 }   sodium.

2e expérience : sujet bien portant prenant des bains chauds d'une demi-heure et arrivant à Dieppe .

Urine de la boisson .... 8.381 } 4 gr. 906 de chlorure de
Urine du matin .... 6.432 }   sodium.

3e expérience : Sujet atteint de dyssenterie chronique, prenant chaque jour deux bains de trois minutes et arrivé à Dieppe depuis deux mois :

Urine de la boisson.. ...... 4 185 } 4 gr. 780 de chlorure de
Urine du matin .... 5.375 }   sodium.

4e expérience : sujet atteint d'abcès des poumons ne prenant pas de bains, buvant de l'eau et respirant l'air de la mer depuis un mois :

Urine de la boisson........ 9.859) 4 gr. 780 de chlorure de
Urine du matin........... 9.112)   sodium.

Ces expériences ont été faites sur le littoral de la Manche.
L'on sait que l'eau do cette mer a une teneur moins grande
en principes minéraux que celle de la Méditerranée. Ajoutons
que la température plus haute des rivages méridionaux donne
un degré de chaleur plus élevé, car, d'après les expériences de
Béclard, le bain tiède, c'est-à-dire le bain de 20 à 25° centigrades environ, paraît le plus favorable à l'absorption cutanée.
La quantité d'eau qui pénètre ainsi par les voies de l'absorption s'élève rarement au-dessus de 30 à 40 grammes pour un
bain entier de trois quarts d'heure à une heure de durée.

Le bain de mer exerce, comme tous les bains minéralisés,
une action de contact incontestable. Cette excitation de la surface de la peau se traduit quelquefois par une véritable poussée
cutanée, des éruptions érythémateuses et même pustuleuses que
l'on fait disparaître rien qu'en interrompant l'usage des bains
de mer, ou au moyen de quelques lavages ou bains d'eau douce.

Il arrive souvent, à l'époque des bains de mer, surtout sur la
côte d'Afrique, que sous l'influence des chaleurs humides
amenant des sueurs âcres et profuses, certaines affections cutanées (gale bédouine, abcès tubéreux) se développent indépendamment de l'excitation marine. Elles sont exaspérées par les
bains de mer et ne cessent qu'avec les chaleurs qui les ont fait
naître. Elles sont moins fréquentes sur le littoral de la France,
bien moins fréquentes encore dans l'intérieur des terres chaudes de l'Afrique, où la transpiration s'évapore plus facilement
dans un air brûlant, mais desséché.

Lorsque la mer, à Cette, est agitée par le vent du sud, et
que l'atmosphère saturée d'humidité retarde l'évaporation,
certaines sensations tactiles particulières, consistant en une
espèce d'enduit onctueux qui recouvre la peau et persiste malgré le frottement des linges, sont dues à l'imbibition de l'épiderme par les principes minéraux et organiques de l'eau de
mer. On a attribué l'onctuosité de certaines eaux minérales
aux matières alcalines ou organiques qui, mises en contact
avec les corps gras de la peau, forment un savon. A Luxeuil,
dans la Haute-Saône, il existe une source dite fontaine sa-
vonneuse dont les eaux moins minéralisées que celles des
autres sources de cette station contiennent une égale quantité
de substances organiques. Ici le problème de la saponification
ne paraît pas encore avoir reçu de solution suffisante.

Nous voyons que la peau, recouverte de son épiderme, se
laisse pénétrer difficilement par les substances dissoutes, et

nous devons, plutôt que de nous attacher aux subtilités d'une absorption cutanée, dont l'existence est un fait sujet à controverse, rechercher dans un autre ordre de modifications l'action que le bain minéral exerce sur la peau.

Rappelons en quelques mots les fonctions importantes du système cutané.

La peau est une membrane composée de deux couches, l'une superficielle, l'épiderme ; l'autre profonde, le derme. L'épiderme, véritable écorce animale analogue à celle des plantes, joue le rôle d'un vernis protecteur sur toute la surface de la peau. Il est formé de plusieurs couches de cellules d'épithélium pavimenteux qui vont en se desséchant de dehors en dedans, de manière que la couche superficielle est cornée, dépourvue de vaisseaux et de nerfs : c'est celle qui est soulevée par la sérosité d'un vésicatoire ; puis vient une couche de plus en plus molle qui adhère au derme sous le nom de couche muqueuse de Malpighi. Le derme est la partie essentielle de la peau ; il comprend deux couches : celle qui est en contact avec la couche de Malpighi, hérissée de saillies et de papilles sillonnées par les ramifications terminales du système vasculaire et nerveux ; et la zone profonde ou réticulée, constituée par un feutrage très-lâche de fibres connectives élastiques et musculaires, renferme dans son épaisseur les follicules pileux des glandes sébacées et sudoripares et des cellules adipeuses.

Le derme seul possède des vaisseaux et ce système circulatoire est en certains points très-développé, la moindre piqûre sous-épidermique suffit pour faire couler le sang, la moindre émotion morale amène chez certains sujets une coloration rouge, une congestion des parties les plus vasculaires, la face et front.

En outre de son rôle protecteur, rôle purement passif, la peau remplit d'autres fonctions physiologiques plus nécessaires à la vie. A sa surface, comme à la surface des feuilles végétales, il se fait incessamment une déperdition de vapeur aqueuse désignée sous le nom de perspiration cutanée insensible.

De plus, à certains moments, la peau est recouverte, sous l'influence de conditions particulières, d'une quantité plus sensible d'un liquide qui se dépose sous forme de gouttes ou ruisselle le long du corps. C'est alors une sécrétion des glandes sudoripares appelée sueur.

L'élimination de vapeur aqueuse par la peau se confond avec la sécrétion de la sueur, et il est assez difficile d'assigner dans la quantité d'eau totale éliminée par la peau, la part qui revient à la sécrétion sudorale et celle que l'on pourrait attribuer à une simple exhalation cutanée. Une troisième fonction qui paraît moins importante chez l'homme que chez les animaux inférieurs (grenouilles, annélides) et dans la partie verte des végétaux, la respiration s'effectue aussi à travers la surface cutanée. Chez l'homme, cette surface présente, d'après Sappey, 15,000 centimètres carrés environ, mais l'importance des échanges respiratoires est très-faible chez l'homme et les animaux supérieurs. Reste donc à déterminer les usages de la double sécrétion aqueuse et sudorale. Elle sert d'abord à régler une des plus importantes fonctions de l'économie vivante, la calorification.

Dans ses combustions intérieures, l'organisme produit sans cesse de nouvelles quantités de chaleur et la température du corps, phénomène qui a jusqu'ici frappé l'attention de tous les pathologistes, reste toujours stable. C'est qu'une partie de cette chaleur disparaît au fur et à mesure qu'elle est produite, et cette perte de chaleur se fait de plusieurs façons. Or, parmi les moyens qui servent à établir cette uniformité de température, se trouve surtout la transpiration par la vaporisation continuelle qu'elle entretient à la surface du corps. C'est à ce titre que la peau a été appelée la soupape de sûreté de la machine animale. Nous ne parlerons pas de la perte due au rayonnement par la surface cutanée, ni de la perte de chaleur employée à échauffer l'air inspiré, ainsi que les aliments et les boissons ingérées, ni enfin de celle qui disparaît par l'évaporation pulmonaire, autant de quantités qui peuvent être calculées approximativement. Ainsi l'évaporation cutanée étant en moyenne de 660 grammes, et 1 gramme d'eau pour passer à l'état de vapeur absorbant 0,582 calories, pour vaporiser 660 grammes d'eau, l'organisme perdra 364 unités de chaleur.

Tout ce qui augmente la quantité du sang des capillaires de la peau augmente aussi l'exhalation de vapeur d'eau et *vice-versà* : donc la perspiration cutanée qui se fait à la surface de la peau n'a pas seulement pour but la mise en équilibre de la température intérieure avec le milieu extérieur, elle sert à activer puissamment la circulation dans les vaisseaux capillaires.

Il en est de même chez le végétal : une transpiration abondante est en rapport avec une absorption considérable de liquides nutritifs et une ascension plus rapide de la sève, d'autant plus prononcées que la plante est plus robuste et mieux développée. Certaines circonstances font varier la transpiration chez la plante comme chez l'homme. Telles sont la chaleur, une lumière intense ; les rayons lumineux produisent l'érythème sur la peau de l'homme, de même qu'une lumière solaire vive exalte la transpiration des plantes, tandis que l'obscurité l'amoindrit au point presque de l'anéantir.

Enfin, on peut empêcher l'ascension de la sève et amener par suite la mort d'un végétal en recouvrant ses feuilles d'une couche de corps gras ; de même quand on recouvre la peau d'un animal d'un enduit imperméable (gélatine, vernis, etc.), cet animal ne tarde pas à succomber. Un cochon d'Inde recouvert, par M. Balbiani, d'une couche d'huile de lin, mourut au bout de 27 heures. Chez les lapins, il suffit pour que la mort arrive, que l'enduit couvre un sixième seulement de la surface cutanée. Avant de mourir, les animaux présentent d'abord des troubles respiratoires, de la dyspnée, troubles qui ne sont pas assez profonds pour donner la raison de la mort : le pouls diminue de fréquence, il survient de la paralysie et des convulsions, et dans le rectum le thermomètre indique une température centrale qui descend à 19° ou 20°. L'autopsie révèle une congestion avec engorgement de différents viscères, une dilatation notable des vaisseaux de la peau et du tissu cellulaire sous-cutané.

La cause première de la mort ne paraît pas encore bien expliquée ; ne serait-elle pas due à la déperdition de chaleur trop considérable produite par la dilatation des vaisseaux cutanés?

En effet, le réchauffement artificiel de l'animal fait disparaître les accidents (Beaunis).

Il est évident, d'après ce qui précède, que l'abaissement de la température d'une part et surtout l'engorgement des viscères et des capillaires, par suite d'un obstacle à la perspiration cutanée, prouvent l'influence que cette dernière exerce sur la circulation.

C'est donc sur la transpiration et la perspiration cutanée, insensible, qu'agissent les bains minéraux. En stimulant le tégument externe, en y déterminant un état de phlogose, ils exagèrent cette double sécrétion ; par suite, ils accélèrent la circulation périphérique, débarrassant par un appel de sang au dehors, les organes internes congestionnés. C'est ainsi que nous comprenons le mécanisme en vertu duquel les bains minéraux employés seuls peuvent amener la résolution de certains engorgements chroniques des viscères.

Les bains minéraux sont donc excitants à un degré proportionnel à la quantité de principes minéralisateurs et de calorique qu'ils renferment. En général, ils raniment la circulation capillaire languissante, impriment une nouvelle direction à l'énergie vitale, ramènent à leur état physiologique les sécrétions viciées ou supprimées, provoquent des éruptions, des furoncles, produisent enfin dans l'économie une transmutation intime, un changement profond ; en un mot, ils retrempent en quelque sorte le corps malade. (Oré).

Pour nous faire une idée d'ensemble plus précise de l'action hygiénique d'une saison passée aux bains de mer, nous avons interrogé la méthode des pesées. Sans avoir la prétention d'ap-

précier avec nos poids et nos mesures des phénomènes essen-
tiellement physiologiques, les données de cette méthode sont
venues corroborer notre manière d'envisager certains effets
spéciaux du bain de mer. 80 hommes de 20 à 25 ou 30 ans qui
nous ont été envoyés en 1877 et 1878 à Cette pour prendre des
bains de mer, atteints de maladies diverses, ont été pesés à
leur arrivée, et 45 jours après, à la fin de la cure, dans des
conditions identiques autant que possible et à la même heure,
c'est-à-dire à 9 heures du matin au sortir du bain.

Sans donner ici le détail des chiffres, disons d'abord que la
moyenne des pesées prises en bloc semble fournir un résultat
peu satisfaisant. Au début, la moyenne du poids a été de 61
kilos 39 grammes par homme, et à la fin de la saison de 61
kilos juste. Chaque baigneur aurait donc perdu près de 40
grammes de son poids. Mais il ne faut pas se borner à cette
simple notion, ce n'est pas ainsi qu'on doit interpréter les
chiffres. Si nous prenons chacun de nos baigneurs à part, on
s'aperçoit que les malades maigres au début, anémiques, fati-
gués par une longue maladie, telles que fièvres typhoïde, in-
termittente, ont pris de l'embonpoint et leur poids a augmenté.
Les individus lymphatiques, scrofuleux, bouffis de liquides
blancs, ont plutôt perdu de leur poids. Bien que le petit nombre de nos pesées soit insuffisant à établir une conclusion de
grande valeur, il ne s'en dégage pas moins cette conséquence
que l'action stimulante et tonique des bains de mer se traduit
par une diminution des liquides blancs et une augmentation
corrélative du sang rouge artériel. L'assimilation étant plus
active, il faut que l'absorption interstitielle soit plus énergique, les liquides, la lymphe, qu'imprègnent les tissus sont ainsi
résorbés et éliminés.

La Méditerranée, mer étroite et fermée, est une espèce de
lac salé où prédomine l'action minéralisatrice. Les stations de
Cette et d'Alger appellent les malades qui craignent pour
leurs organes respiratoires une température basse ou variable.
Si nous traitions ici la question du choix d'un climat d'hiver,
nous ne mettrions pas ces deux stations sur la même ligne.
Leur climat nous a offert des caractères tout différents et très-
tranchés.

En résumé, ceux qui sont atteints d'affections chroniques de
la poitrine, qui recherchent une chaleur assez élevée et qui
n'ont rien à demander à l'agitation du flot, mais tout à attendre de la minéralisation du liquide pourront venir satisfaire
sur les bords de la Méditerranée ce besoin d'action minéralisatrice, et nous n'hésiterons pas à leur conseiller le séjour sur
les plages d'Afrique plutôt que sur celles du Languedoc.

Effets thérapeutiques

Depuis les travaux de Bordeu, l'emploi rationnel des eaux minérales prises à leur source constitue l'un des auxiliaires les plus puissants de la thérapeutique dans les maladies chroniques.

Indépeadamment de son atmosphère, nous considérons la mer comme la source minérale par excellence ; c'est une immense baignoire ouverte et gratuite pour tous et l'équivalent de toutes les eaux minérales du globe au point de vue chimique.

En jetant un coup d'œil rétrospectif sur les propriétés physiologiques du bain de mer, on ne sera pas étonné qu'un agent doué d'une puissance si variée soit fertile en applications thérapeutiques. Mais avant de parcourir les nombreux cas pathologiques justiciables des bains de mer, il est bon de se faire une idée générale de leurs idées thérapeutiques.

D'abord, ce qui marque à la médication marine une place à part, c'est la faculté que possèdent la plupart de ses éléments de réaliser simultanément des indications thérapeutiques diverses et multiples.

C'est tout aussi bien au nombre qu'à l'énergie de ses actions que sont dus les résultats remarquables de son emploi.

De plus, le bain de mer n'agit pas sur l'organisme malade à la façon d'un médicament spécial ; ce n'est pas un remède destiné à neutraliser tel ou tel principe morbide. Son action est plus générale et en quelque sorte hygiénique ; il modifie et réguralise les fonctions et fortifie les organes ; par un véritable métamorphisme organique, il opère une reconstitution matérielle.

Quand l'indication du bain de mer est bien posée, ses effets sont presque toujours importants, parce qu'ils tiennent à une cause efficace comme le sont toutes les causes puissantes et prolongées que nous fournit l'hygiène. Le bain de mer a un effet d'abord altérant puis reconstituant ; il s'adresse à un élémentcommun des maladies diathésiques et chroniques, élément qui les accompagnent souvent ou auquel elles aboutissent presque toujours fatalement, à la faiblesse et à la déchéance organique. « Quand un mal chronique dans ses allures et dans ses formes, d'une nature rebelle et tenace a pris racine dans l'économie, force est bien d'opposer une défense plus énergique à une attaque plus puissante et c'est alors qu'il faut mettre en cause les moyens qui modifient profondément, » et ces moyens ce n'est pas la matière médicale seule, mais la nature qui nous les donne aux bords de la mer.

ADDENDA

PRÉFACE. *Page* II, *ligne 24* : sa détermination ; et le médecin le plus expérimenté est souvent obligé d'agir empiriquement par l'emploi de remèdes dont l'usage est sanctionné par l'habitude ou les préjugés dominants.

— *Ligne 30* : de la science. Quelques remèdes empiriques, auxquels on donne à tort le nom de « méthode de traitement » n'ont pas d'autre origine.

Page III, *ligne 23* : Une science dont l'épanouissement est une des gloires de notre siècle et pour les progrès de laquelle la France, etc....., la physiologie thérapeutique nous permet d'étudier sur l'homme et les animaux l'action, etc.

LE LIVRE. *Page 14, à la note (3) ajouter* : D'après les expériences de Pouillet, par un temps clair à Paris, le soleil donne ,en moyenne une quantité de chaleur égale à 10 calories par mètre carré et par minute. Dans le Sud de l'Algérie la transparence et la sécheresse de l'atmosphère permettent à la chaleur incidente d'atteindre 15 et 18 calories (Violle).

Page 34, ligne 22 : presque tous. Pour être employées en boisson, il faut que les eaux minérales soient rendues gazeuses par la présence de gaz, l'acide carbonique généralement. Dans les eaux sulfurées sodiques, l'azote gazeux remplace l'acide carbonique. Le défaut de ce dernier rend impossible l'usage interne de l'eau de mer.

Page 35, ligne 21 : salin. Les scrofuleux torpides et obèses la tolèrent mieux que les individus maigres et excitables.

Page 50, ligne 29 : de la nutrition. Le sang, pendant son passage si rapide à travers les poumons, fixe l'oxygène qui doit servir à la respiration des tissus. Cet oxygène se trouve contenu dans le sang sous deux formes · une faible quantité est dissoute dans le sérum, tandis que la majeure partie est retenue chimiquement combinée. Cette combinaison si facilement effectuée dans les poumons se défait avec une égale rapidité en présence des tissus, pendant le court instant que dure le passage du sang à travers les capillaires généraux. La substance qui sert ainsi d'intermédiaire entre l'air et les tissus est l'hémoglobine ; c'est elle dont la combinaison avec l'oxygène présente ce double caractère si curieux, affinité énergique, instabilité relative.

Page 51, ligne 26 : ou sur mer. Le travail musculaire active la respiration pulmonaire et musculaire ; il augmente ainsi l'absorption de l'oxygène et l'exhalation de l'acide carbonique. Lorsqu'il n'est pas poussé à l'excès, l'exercice musculaire est un véritable bienfait, il favorise les combustions organiques ainsi que la rénovation des éléments organiques et des tissus.

ERRATA

Page 48, ligne 23 : *au lieu de* : plus dure, *lisez* : plus pure.

Page 64, ligne 14 :   —   leurs idées, —   leurs indications

TABLE DES MATIÈRES

	Pages.
Introduction	1
Propriétés physico-chimiques de l'air et de l'eau de mer.	7
De l'air marin. — Propriétés physiques	7
Densité	8
Température	8
Vents	10
Propriétés chimiques. — Composition	16
De l'eau de mer. — Propriétés physiques	19
Couleur, transparence	19
Phosphorescence	22
Densité	22
Température. — Courants	23
Propriétés chimiques. — Composition	25
Mouvements de la mer	29
Divers usages de l'eau de mer	33
Eau de mer en boisson	33
— en bains	37
Bain ordinaire	37
Bain à la lame	41
Bains de mer chauds	41
Bains de sable. — Arénation	42
Bains de vase marine	43
Application topique de plantes marines	43
Pansements à l'eau de mer	44
Injections rectales, vaginales	44
Action physiologique des bains de mer	45
Action dynamique	45
Action calorifique	53
Action minéralisatrice	58
Effets généraux thérapeutiques	64